科学育儿系列

婴儿早期喂养攻略

新手爸妈育婴150问

丛书主编 刘 薇 郝丽红
主 编 郝丽红 宋 立

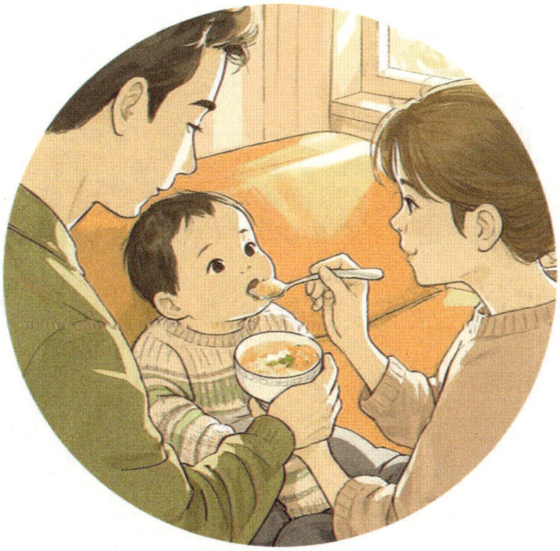

天津出版传媒集团
天津科技翻译出版有限公司

图书在版编目(CIP)数据

婴儿早期喂养攻略：新手爸妈育婴150问 / 郝丽红，宋立主编. -- 天津：天津科技翻译出版有限公司，2025. 3. -- (科学育儿系列). -- ISBN 978-7-5433-4623-9

Ⅰ. R174

中国国家版本馆CIP数据核字第2025VX5699号

婴儿早期喂养攻略：新手爸妈育婴150问
YINGER ZAOQI WEIYANG GONGLUE : XINSHOUBAMA YUYING 150 WEN

出　　版：天津科技翻译出版有限公司
出 版 人：方　艳
地　　址：天津市和平区西康路35号
邮政编码：300051
电　　话：(022)87894896
传　　真：(022)87893237
网　　址：www.tsttpc.com
印　　刷：雅迪云印(天津)科技有限公司
发　　行：全国新华书店
版本记录：710mm×1000mm　16开本　15.25印张　300千字
　　　　　2025年3月第1版　2025年3月第1次印刷
定　　价：68.00元

编者名单

主　编　郝丽红　天津大学儿童医院/天津市儿童医院

宋　立　天津大学儿童医院/天津市儿童医院

副主编　沈晓玲　天津大学儿童医院/天津市儿童医院

邢　燕　北京大学第三医院

郑安洁　天津大学儿童医院/天津市儿童医院

编　者（按姓氏汉语拼音排序）

戴瑞芝　河北省沧州市妇幼保健院

何晓波　天津大学儿童医院/天津市儿童医院

李　征　天津大学儿童医院/天津市儿童医院

李子津　天津大学儿童医院/天津市儿童医院

廖玲玲　天津大学中心医院

刘新建　河北中石油中心医院

罗天侠　天津市武清区人民医院

马　静　天津大学儿童医院/天津市儿童医院
司彩云　天津大学儿童医院/天津市儿童医院
吴玉霞　天津市静海区医院
徐丽丽　天津大学儿童医院/天津市儿童医院
杨　媛　天津大学儿童医院/天津市儿童医院
张卫涛　天津大学儿童医院/天津市儿童医院
张文策　天津大学儿童医院/天津市儿童医院
赵月霞　天津市滨海新区塘沽妇产医院

丛书序言

生命早期的1000天，特别是新生儿时期是人类生命旅途中最重要的一段。父母面前的小婴儿看似娇嫩，但已经拥有巨大的生命潜能，他/她将要开始人生中最快的生长历程。科学合理地育儿能为孩子的未来乃至一生奠定坚实的基础，反之则可能给孩子带来诸多潜在问题。当前，随着科技的进步和互联网的普及，育儿信息纷杂，质量良莠不齐。父母们渴望拥有科学且专业、准确又实用的育儿图书，旨在收获全面、专业、操作性强的育儿知识和策略。这套丛书将助力他们在育儿的道路上从容前行，为孩子的健康成长保驾护航。

这套丛书是由天津大学儿童医院/天津市儿童医院新生儿诊疗中心牵头，与海峡两岸新生儿医学研究与培训（华北）基地合作，组织京津冀地区新生儿专家、教授鼎力合作撰写的。这套丛书以独特的视角，以临床新生儿科和儿科医生提供的科学、专业的理论为依据，用问答形式深入浅出地讲解了科学育儿知识，逻辑思维严谨，章节安排合理有序。从婴儿科学喂养到宝宝常见病的处理，乃至0~3岁婴幼儿家庭照护相关技能将全部呈现在家长面前，每篇育儿知识内容都是新手爸妈的必修课，也是新手爸妈名副其实的育儿好帮手。相信这套丛书将陪伴新手爸妈，共同见证婴儿健康快乐的成长。

这套丛书用途广泛，不仅值得广大新手爸妈拥有，还可用于母婴行业从业人员的知识普及与更新，更可以用作基层儿科医生的科普用书。作为一名将毕生精力奉献给新生儿医学事业的老教授，当我看到这套科学育儿书籍，感到无比欣慰与自豪。相信临床医疗与科普教育相结合，定能使婴儿得到从医院到家庭的全方位呵护，助力孩子们健康成长！

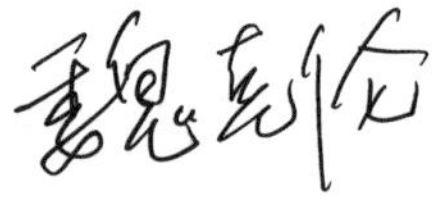 教授

海峡两岸新生儿医学研究与培训（华北）基地主任

中国医科大学附属盛京医院新生儿科教授

2025年1月于沈阳

序 言

当第一缕晨光温柔地穿透云层、照耀在初生婴儿身上时，在这个世界的一隅，一个全新的生命故事已悄然拉开了序幕。

新生宝宝的到来，不仅是家庭血脉的延续，更是爱与希望的重生。纯真的他们带着对世界无尽的好奇，以一声清脆的啼哭，宣告了自己的到来，这不仅在父母的心田悄然种下了无尽的喜悦，也在他们的肩上压下了沉重的责任。

本书便是为这些初为人父人母的读者朋友们精心准备的小小礼物，期待它能如同轻雾里的一座灯塔，在宝宝成长的最初阶段为他（她）们照亮前行的道路。

从新生宝宝呱呱坠地，到咿呀学语，再到蹒跚学步，直至露出个性十足的笑容，宝宝的每一步成长都伴随着全家人的辛勤付出和无尽喜悦。面对一个稚嫩而脆弱的小生命，新手爸妈们的心中难免充满疑惑、不安，同时也满怀着期待。如何给予宝宝最温柔的呵护？怎样才能不错过他们成长的每一个精彩瞬间？是否可以在爱与教育之间找到最佳平衡？这些都是我们希望探讨的重要话题。

本书由天津大学儿童医院/天津市儿童医院的资深专家牵头，汇聚了京津冀三地医院临床一线儿科骨干医生的智慧，针对0~3岁婴幼儿生长发育的不同阶段，为读者提供针对性的，从新生儿护理方法、喂养技巧到婴儿营养管理等方面的知识。书中采用了本人设计并手绘的麒麟宝宝LOGO，作为儿童医院新生儿诊疗中心亲子区的标志性象征，它以艺术和人文关怀丰富了医院文化，旨在为孩子们营造一个温馨和谐的治疗环境，传递健康与希望的信息。在书中，“麒麟宝宝课堂”为读者们提供了丰富的专业术语解释和知识点，有效拓宽了大家的知识视野。我们的目标是通过科学的方法，帮助读者更好地理解宝宝的需求，让我们陪伴新手爸妈们一同见证并享受这段珍贵的成长时光。

此外，本书还融入了最新的育儿理念，吸收与世界同步的专业指南与研究成果，旨在引导读者以更加开放、包容的心态去面对育儿过程中的挑战与变化。我们相信，每一个宝宝都是独一无二的，他们的人生必将充满无限之可能。

在遵循基本育儿原则的同时，我们也鼓励新手爸妈们根据宝宝的个性特点，灵活调整育儿策略，让爱与智慧成为宝宝成长道路上最坚实的后盾。

迎接生命的奇迹，共绘成长的斑斓画卷，让我们现在就携手踏上这段充满爱与温暖的发现之旅吧！

天津市儿童医院/天津大学儿童医院　院长

2025年1月

前 言

亲爱的读者，当你们翻开这本书的第一页，能感受到的不仅是一份知识的传递，更是一份温暖的陪伴。作为长期工作在儿科临床一线的医生，我们深知在宝宝成长的早期阶段，喂养的重要性和挑战。因此，我们有幸担任本书的主编，与你们分享关于婴儿早期喂养的宝贵知识和经验，感到责任无比重大。

本书是我们精心准备的一份礼物，它集结了众多儿科专家、营养师和儿童早期发展专家的智慧，确保了内容的科学性和权威性。我们的目标是为读者们提供最准确、最前沿的喂养知识，帮助新手爸妈和宝贝们共同开启一段健康、快乐的成长旅程。

在编写本书之前，我们进行了广泛的资料收集和研究工作，包括最新的科学研究、喂养实践和患儿家长的反馈。我们邀请了多位领域内的专家进行咨询，并与他们紧密合作，确保书中的每一个建议都是基于最新的研究成果和实践经验。经过数轮的撰写和审校，我们力求使语言简洁明了、易于理解，同时确保信息的准确性和可靠性，旨在为读者提供最实用的帮助。

书中的每一章节都经过精心设计，旨在解决新手爸妈们在喂养过程中可能遇到的各种实际问题。从母乳喂养的技巧到辅食添加的指南，我们为大家提供了详尽的步骤和实用的建议。本书涵盖了从新生儿到婴儿的喂养全过程，包括营养需求、喂养频率、食物选择等，尤其是近年来飞速发展的益生菌相关知识，帮助读者全面了解婴儿的喂养需求，并提供了个性化的喂养建议。

为了使阅读体验更加愉悦，我们特别注重书籍的设计排版，并配以生动的插图，使信息更加直观易懂。我们希望本书能够成为新手爸妈们在婴儿喂养旅程中的得力助手，为你们带来健康和快乐。

愿这本书能够伴随宝贝们健康成长，也愿每一个家庭充满爱与欢笑。

郝丽红　宋立

2025 年 1 月

目 录

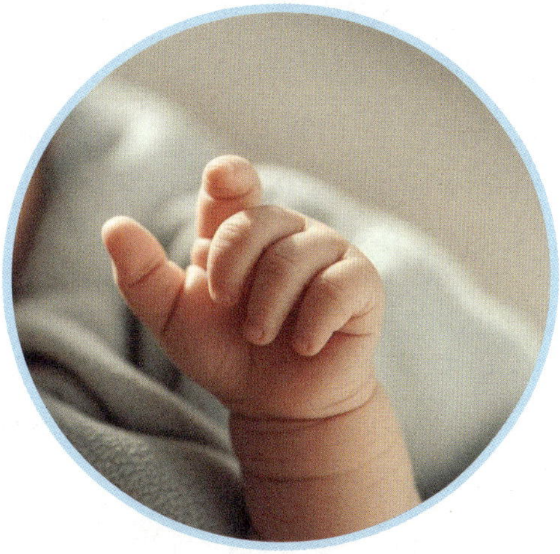

第1章 新生宝宝照护常识

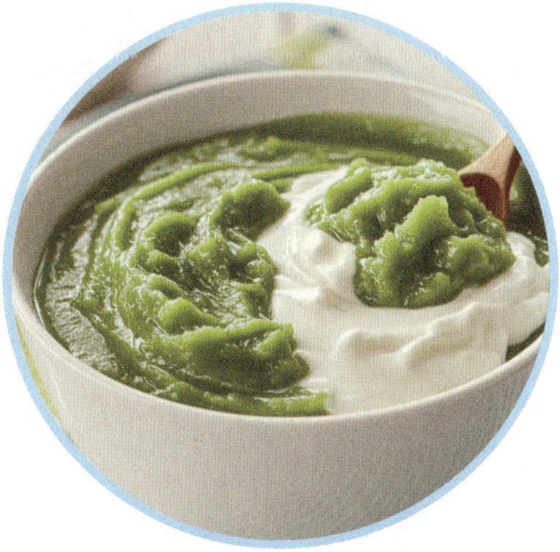

第2章　新手爸妈的喂养小窍门

第3章　新生儿营养小贴士

第4章　什么是过敏

第5章 如何给宝宝添加辅食

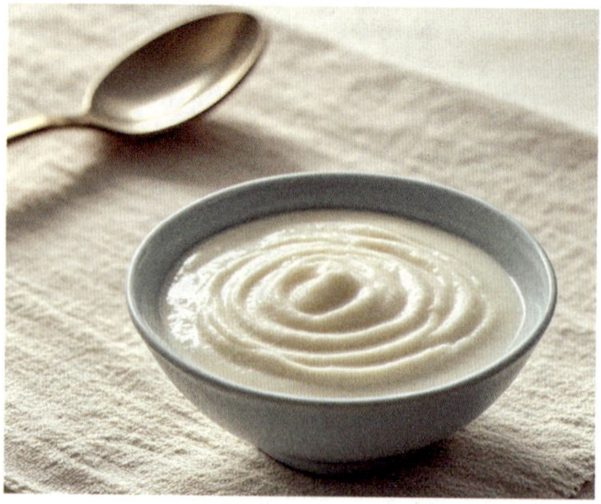

第1章

新生宝宝照护常识

- 体重
- 睡眠
- 皮肤
- 发育
- 冷暖

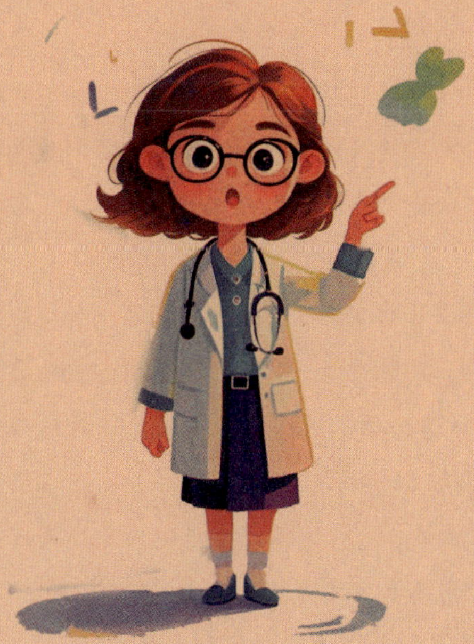

1. 新生宝宝的出生体重是越重越好吗？

预产期临近，很多热切期待宝宝出生的准爸、准妈都会有一个想法：出生时宝宝的体重越重越好，这样宝宝才更健康！但事实并非如此。出生体重大于4kg的新生儿被称为“巨大儿”。很多研究表明，随着出生体重的异常增加，新生儿及母体出现致伤、致残及致死的风险也会逐渐增加。“巨大儿”的危害具体包括以下几个方面。

“巨大儿”会增加剖宫产的发生率，即便是顺产也可能导致产程延长、产程阻滞、产后出血、绒毛膜羊膜炎及软产道裂伤发生的风险。

“巨大儿”增加了**肩难产**的风险，与“巨大儿”和肩难产相关的最常见的胎儿损伤是臂丛神经损伤和锁骨骨折。“巨大儿”增加了新生儿并发症的发生率，如**5分钟Apgar低评分**、低血糖、肺发育不良、红细胞增多症、胎粪吸入风险，甚至可致成年期超重及肥胖等。既然“巨大儿”有这么多危害，我们应该怎样预防“巨大儿”的出现呢？减少“巨大儿”的发生，主要通过加强妊娠期运动、对患妊娠糖尿病的女性进行胰岛素治疗及低糖饮食、对肥胖女性进行产前减肥治疗等措施进行干预。

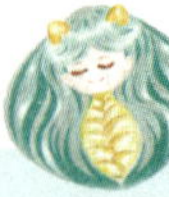

麒麟宝宝课堂

肩难产　一种分娩过程中的紧急情况，宝宝的头部已经娩出，但肩膀却被卡住，无法顺利通过母亲的骨盆。这种情况比较少见，一旦发生，需要迅速处理，否则可能会对母亲和宝宝都造成风险。

5分钟Apgar低评分　Apgar评分是在新生儿出生后5分钟内进行的一种快速健康检查，总分为0~10分。它主要看5个方面：心搏、呼吸、肌肉活动、反应和皮肤颜色，每项最高分为2分。这个评分可以帮助医生快速了解宝宝是否需要额外的帮助。如果在1分钟时得分低于7分，宝宝可能需要急救。5分钟时的评分则用来检查宝宝的症状是否好转。如果5分钟时得分为8~10分，宝宝通常很健康。如果得分依然低，可能需要更多的关注和治疗。5分意味着宝宝可能有些小问题，例如，呼吸不顺畅或肌肉不够有力，需要医生及时处理，以减少发生长期问题的风险。

2. 早产儿与小于胎龄儿有何区别？

家长们对于新生宝宝的体重、妊娠周期（也称“孕周”）肯定特别关心，这种理念确实是正确的，而且其中有两种“小宝宝”确实需要引起注意，一是孕周小的“早产儿”，二是体重轻的“小于胎龄儿”。

在37周胎龄以前出生的宝宝被称为“早产儿”，其出生体重大部分在2.5kg以下，头围在33cm以内，其脏器功能和适应能力都较足月宝宝差，应给予“早产儿”特殊护理。

出生体重低于同胎龄儿平均体重第10**百分位**，或低于平均体重2个**标准差**的新生儿被称为小于胎龄儿，如果是足月出生的小于胎龄儿便是我们常说的“足月小样儿”。此类婴儿出生时已足月，但出生后能力低下，容易发生胎粪吸入、低体温、

麒麟宝宝课堂

百分位和标准差

想象一下，你和99个朋友站成一排，按照身高从矮到高排列，如果你排在第50位，那么你就是这个队伍的中位数（第50百分位）。百分位就是用来描述一个数值在一组数据中的位置。例如，一个新生儿的体重在所有新生儿中排在75%的位置，我们可以说他的体重是在第75百分位。

标准差就像一群人围成一个圈，如果大家都站得很紧密，几乎没什么空隙，就像是标准差很小的数据。但如果人们站得比较分散，有的离得近，有的离得远，就像是标准差很大的数据。标准差就是用来衡量数据点（如新生儿的体重）与平均值（如所有新生儿的平均体重）之间差异的一个指标。标准差越大，说明数据点之间的差异越大；标准差越小，说明数据点更接近平均值。

简而言之，百分位告诉我们一个数值在数据集中的位置，而标准差告诉我们数据点之间的差异有多大。这两个概念帮助我们更好地理解和比较新生儿的各种指标，如体重、身长等。

红细胞增多症、低血糖、宫内感染等疾病，尤其可能发生发育问题、神经行为及智力落后，因此，对小于胎龄儿要加倍重视。

“早产儿”胎龄越小、皮肤越娇嫩，身体组织含水量大，皮下脂肪薄，肌肉少，指甲短、软，同时，躯干部的胎毛越长，头部毛发则越稀疏且短，耳壳平软与颅骨相贴，胸廓软，乳晕呈点状。很多男性早产宝宝的睾丸常在大腿根的地方，在发育过程中逐渐降至阴囊内。女性宝宝越早产，小阴唇越分开且突出，手足底皱痕也比较少而浅。早产宝宝容易出现呼吸、喂养及感染等方面的问题，多数32周以下的宝宝会在出生后被留院观察照顾一段时间。

足月出生的“小于胎龄儿”面容似一只小核桃，反应好、消瘦，并有不同程度的营养不良、四肢皮下脂肪缺乏，皮肤松弛多皱纹、易脱屑。颅骨骨缝可增宽或重叠，前囟较大。足底有深纹，阴囊皱襞多，但男婴睾丸已下降，女婴大阴唇能遮盖小阴唇。这类宝宝往往由于宫内发育不足，出生后出现了各种各样的问题，尤其需要注意补充营养。

无论是“早产儿”，还是足月出生的“小于胎龄儿”，都更加需要父母的关注，有时候还需要转入新生儿监护病房进行治疗。

3.如何为早产宝宝计算矫正月龄?

早产宝宝的父母经常会听医生提到“矫正月龄”，那么，该如何计算矫正月龄呢?

早产宝宝通常有两种月龄：一种是实际月龄，从宝宝出生日期算起，计算宝宝有多少天、多少周、多少月大；另一种便是矫正月龄，需要将宝宝出生时的妊娠周数加上出生后的周数，再减去40周，这样算出来的就是矫正后的周数，再除以4，得到的就是矫正月龄。所有早产儿矫正月龄的计算，对于监测早产儿的体重增长、头围发育、智力发育、运动发育有较大的意义。因此，对于早产儿必须计算矫正月龄，用于评估其出生后生长发育的情况。

麒麟宝宝课堂

矫正月龄的计算方法

为早产儿计算矫正月龄是为了更准确地评估他们的生长发育情况，因为早产儿出生时身体各系统尚未完全发育。矫正月龄的计算方法如下。

预产期计算法：首先确定宝宝的预产期，然后从宝宝的实际月龄中减去早产的周数。例如，如果宝宝在妊娠32周出生，预产期是40周，那么宝宝每长大一个月，矫正月龄就增加一个月，直到达到40周的预产期。超过预产期后，宝宝的矫正月龄就与实际月龄相同了。

公式计算法：矫正月龄也可以通过以下公式计算。矫正月龄=实际月龄−(40−出生时妊娠周期)÷4。例如，如果宝宝的实际月龄是3个月，但早产了8周(2个月)，那么矫正月龄就是3−2=1个月。

周数转换法：将出生后的周数加上出生时的妊娠周期。例如，如果宝宝在妊娠28周出生，出生后已经过了4周，那么纠正胎龄就是28+4=32周。为什么要使用矫正月龄呢？因为早产儿出生时身体各系统尚未完全发育，需要一段时间来“追赶”足月儿的发育水平。通常，医生会使用矫正月龄来评估早产儿的生长发育，直到宝宝达到2岁，对于出生孕周小于28周的早产儿，可能需要使用矫正月龄直到3岁。在实际应用中，家长可以使用矫正月龄来评估宝宝的生长发育情况，如添加辅食的时间、运动和智力发育的评估等。

4. 跳动的头顶

以往在新生儿门诊常会看到一些家长十分紧张地抱着孩子来问医生：“医生，你看我家宝宝头顶上有一个地方在跳，用手也能摸到，软软的，这是怎么回事啊？是宝宝的脑袋没有长好吗？”

原来，这头顶跳动的地方就是前囟所在的位置。因为颅骨是由很多块骨头构成的，宝宝在刚刚出生的时候，脑和颅骨发育尚未完成，在颅骨块之间又存在缝隙，头顶最宽的缝隙就是前囟（图 1.1）。前囟是没有骨质结构的，它的下面有血管，心脏在搏动的时候，血管也在搏动，看上去就像头顶在跳动一样，用手摸上去自然同样可以感觉到跳动。这些都是正常现象，家长们无须紧张。

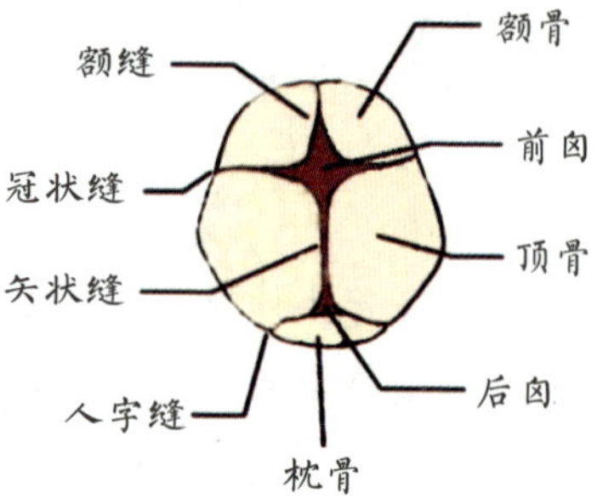

图 1.1　新生儿颅骨

多数情况下，前囟呈菱形，对边的长度（两对边中点的连线）有 2~3cm。从新生儿出生到 6 月龄期间，前囟可能会随着头围的增大而逐渐增大，即生理性增大，然后，随着颅骨逐渐骨化，前囟会逐渐缩小，大部分宝宝的前囟在 18 个月左右就基本闭合了。前囟闭合得过早和过晚都可能是疾病状态。如果前囟闭合得过晚，就需要注意是否存在佝偻病、甲状腺功能低下、脑积水等情况；前囟闭合得太早也不行，要注意是否存在“小头畸形”等情况。

前囟的高度基本上和颅骨在同一平面上，直立位时会稍微凹陷，如果前囟过于饱满，甚至隆起，说明颅内压力升高了，要小心脑膜炎、脑炎、脑积水等疾病，如果前囟过于凹陷，也可能是出现了脱水、营养不良等情况。这些都是需要及时就医的。

另外，除了前囟外，还有后囟。后囟是顶骨与枕骨形成的一个三角间隙，一般就在枕部，也就是“后脑勺”的位置，在宝宝出生后的 6~8 周就关闭了。正常情况下，没有闭合的囟门，外观都是平坦的，或者稍微有一点儿内陷。

5. 新生宝宝头上的“小犄角”

很多刚刚出生的宝宝，头上会出现“小犄角”，尤其是到宝宝出生的第 2~3 天就会非常明显，那么，这种情况到底是怎么回事？是由什么原因引起的呢？

这种“小犄角”往往是新生儿头皮血肿（图 1.2），这种情况是比较常见的，家长们不必十分紧张，但也不能掉以轻心。

新生儿的头皮血肿，是由头皮下面的血管破裂、出血淤积所致，常常有胎位不正、胎头吸引、产钳助产等情况，很多自然分娩的宝宝出生时经过产道挤压，有的在出生时就可以看到，有的在出生24小时后才逐渐出现。头皮血肿除了与生产过程中的产道挤压有关，还可能和宝宝自身的凝血功能有关，如维生素K缺乏等。头皮血肿大多数出现于头顶部，血肿的位置一般比较固定，不轻易移动，多表现为头顶部的圆形包块，表面皮肤颜色大部分正常，但也有出现皮肤红肿甚至破溃的。头皮血肿起初用手按压会有胀满感，慢慢地会变软且有波动感，随着时间的推移，会逐渐**机化**而形成硬结。

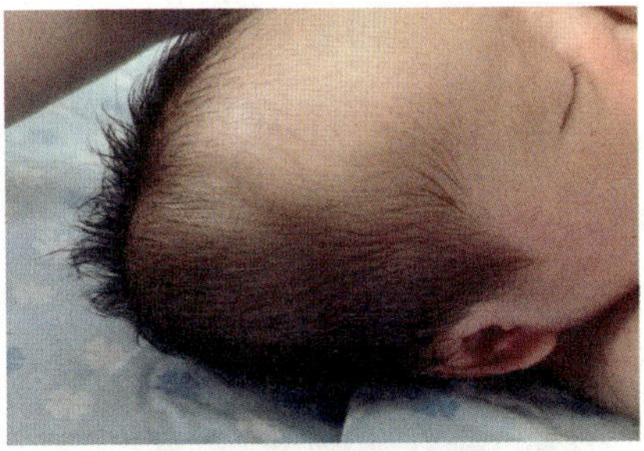

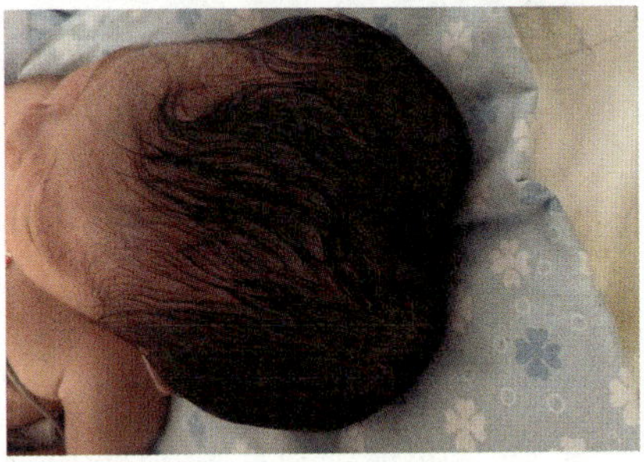

图1.2　头皮血肿

头皮血肿还可以导致新生儿黄疸加重和贫血，严重者甚至会发生胆红素性脑损伤。在日常治疗工作中，头皮血肿导致宝宝出现黄疸的情况还是非常多见的。

对于头皮血肿的治疗，需要根据血肿的具体情况而定。大多数体积较小的（一般是指直径在3cm以内）头皮血肿，一般2~6周内可以自行吸收，无须特殊治疗。早期的血肿，切记不要揉搓、挤压、热敷等，平时应尽量加强护理，保持局部清洁卫生，避免局部皮肤破溃或感染。

如果血肿比较大，我们就要做头颅计算机断层扫描（CT）或磁共振（MRI）检查来进一步明确是否有颅内出血的情况。此外，体积较大的血肿完全吸收是比较困难的，后期往往会形成血肿机化、**钙化**，最终演变成为骨组织，影响颅骨外观及正常发育，甚至需要手术来治疗。目前，为了避免较大血肿出现机化或钙化，引起“小犄角”而无法消退，可以在宝宝出生后10~14天时进行血肿穿刺治疗，这样不仅有利于血肿的消退，也可以使宝宝的头形更加美观。

最后，还需要特别提示，如果宝宝的头皮血肿范围和体积较大，2周内没有明显减小，甚至有增大的趋势，就应及时前往医院就诊，在医生的指导下进行专业处理，不要等到血肿机化或钙化才想起来治疗，这个时候往往可能需要通过手术来处理了。

麒麟宝宝课堂

机化和钙化

机化和钙化是身体处理损伤和异物的两种方式，但它们是不一样的。

机化就像是身体在清理和修复伤口。如果身体里存在的某个部分，例如，因为受伤或感染而死掉的组织、血块、脓液，或者外来的东西，不能被身体完全清除掉，那么身体就会长出新的肉芽组织来代替这些坏掉的部分。这个过程就像是用新的皮肤来覆盖伤口，最后形成瘢痕。在这个过程中，身体会用特殊的细胞来“吃掉”这些坏掉的东西，然后用一些特殊的“手段”来溶解它们。如果这个过程没做好，可能会变成钙化，或者留下一个囊肿。机化性肺炎就是一个例子，它是一种肺部的炎症，肺部会长出一些肉芽组织。

钙化则像是身体在某些地方不小心堆积了太多的钙。这通常在骨骼生长的时候会发生，但有时候也会在一些疾病中出现，如结核病。钙化可以是正常的，如骨头和牙齿里的钙；也可以是不正常的，如在不该有钙的地方出现了钙。不正常的钙化有两种，一种是营养不良性钙化，这通常发生在组织受损或坏死的地方，如结核病或血栓。另一种是转移性钙化，这通常发生在血液中钙含量过高的情况下，如甲状旁腺功能亢进，或者维生素D摄入过多。

总的来说，机化是身体试图修复受损组织的一种方式，而钙化是身体在组织中不小心留下的钙。两者都可能和炎症或组织损伤有关，但机化涉及新组织的生长和瘢痕形成，钙化则是钙的沉积。

6. 宝宝头顶上的痂能抠吗？

有很多新生儿，头顶上常常会出现黄色的结痂，用手摸上去硬硬的。那么，这种结痂到底是什么呢？能用手把它们抠掉吗？

宝宝头顶上的这种结痂，多数是平常所说的脂溢性皮炎的症状，主要是因为母亲体内的激素水平异常导致宝宝皮脂腺分泌旺盛而出现的，也有研究认为，其与一些细菌感染有关。一般情况下，结痂会在宝宝出生一周左右时出现，大部分情况下多见于头皮之上，有的撩起头发就可以看见。这种脂溢性皮炎除了在头皮部位可见，还可能见于孩子的眉眼或额头等处。它们会形成油腻性的结痂，表面呈黄色，有鳞屑，可能有轻微的瘙痒，但不是很严重。这种头皮上的结痂，时间长了会变得比较厚，如果不及时清理，非常容易引起继发感染。头顶上的结痂千万不能暴力处理，强行抠掉会损伤头皮和毛囊，甚至连头发都一起脱落。

这种结痂不容易被清除，一般用清水无法洗掉，建议使用油性物质帮助清理，如按摩油或抚触油，甚至食用油都可以。可在宝宝游泳或洗澡后，将油性物质涂抹在硬痂的部位，帮助溶解、软化硬痂。如果宝宝没有洗澡，可以先用温热的毛巾在局部做热敷，然后再将油性物质涂抹在长有硬痂的部位，促进油脂的浸润和硬痂的软化。在硬痂软化后，可以用干净的毛巾帮助宝宝清洗干净，其后用梳子梳理，这样比较容易清洁。有的宝宝硬痂面积大，或者痂比较厚，可以反复多次清除。

脂溢性皮炎如果不合并感染，无须采取药物治疗，多数宝宝在出生后3~4个月会自行恢复。

7. 宝宝的鼻梁可以捏高吗？

有些父母从宝宝一出生，就十分在意他们的长相，有的家长觉得宝宝的鼻子比较塌，认为可以趁着年纪还小、鼻梁骨还比较软，捏一捏，变成高鼻梁。那么，捏一捏真的可以让宝宝的鼻子变得高挺吗？

其实，宝宝出生后鼻子的大小、高矮，跟遗传有很大的关系。父母是高鼻梁、大鼻子的，生出来的宝宝是高鼻梁、大鼻子的概率也会大一些。有些宝爸、宝妈都是高鼻梁，他们的宝宝出生后虽然没有马上表现出高鼻梁，但在后期的发育过程中，高鼻梁等特征也会慢慢显现，而这并不一定是出生后捏了鼻梁骨重新塑造出来的。

对出生后捏鼻梁骨是否可以令宝宝的鼻子变得高挺，目前尚无确切的研究证明。但是，宝宝刚出生时，各个器官还是非常稚嫩的，如果经常给宝宝捏鼻梁骨，说不定鼻子还没挺起来，反倒是惹来以下这些麻烦呢。

损伤黏膜，降低鼻腔防御力

人体鼻腔内的血管是非常丰富的，而且比较脆弱，新生儿的鼻黏膜更是娇嫩，在给宝宝捏鼻梁的过程中，如果用力不当，很可能损伤到鼻黏膜，从而降低鼻腔对外界病菌侵袭的抵抗力。

诱发中耳炎

新生儿由于其特殊的生理结构，咽鼓管的直径仅为成人的1/2，鼓室口与咽口在同一水平位置，再加上免疫系统发育尚未完善，当过分用力地捏紧鼻子时，容易导致鼻内分泌物被挤压到耳朵内，从而诱发中耳炎。

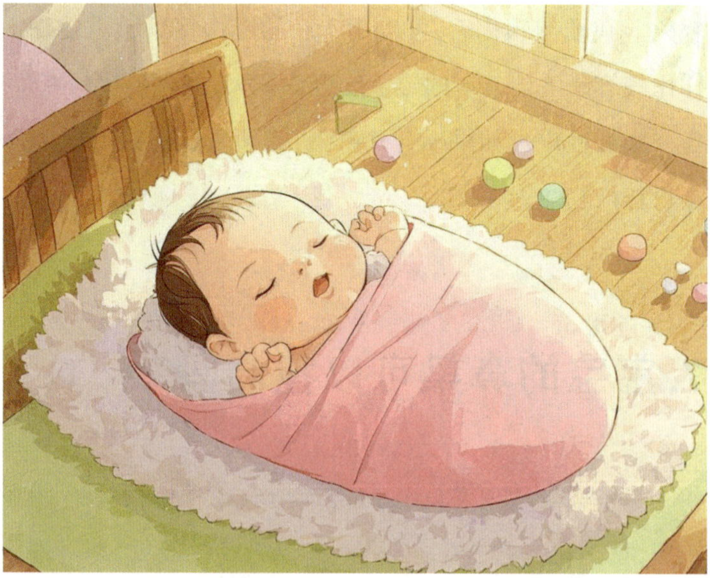

可见，宝爸、宝妈不要轻易给宝宝捏鼻梁骨、塑鼻形，以免得不偿失。

8. 宝宝牙龈上的小白点儿是什么？

很多新生宝宝在出生后的一段时间里，牙龈上会出现白色的小点儿，高于牙龈表面，有时是一个，有时是多个，大小也不一样，这些小点儿到底是什么呢？很多新手爸妈看到这种情况往往会非常紧张，担心宝宝的身体出了严重的问题，其实这种情况不用着急，这些小白点儿就是医务人员口中的上皮角化珠，俗称“马牙”。

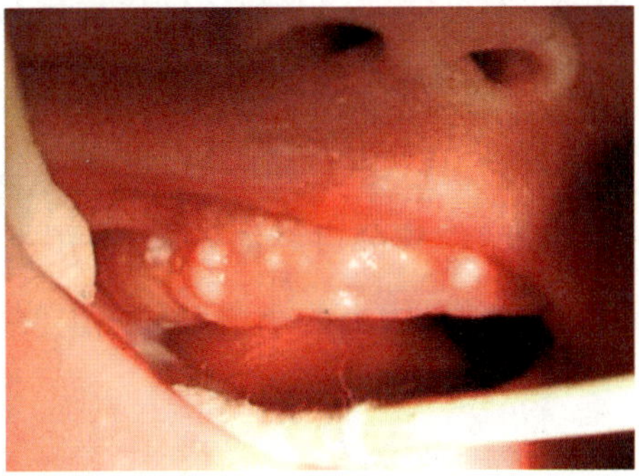

图 1.3　上皮角化珠（马牙）

上皮角化珠（图 1.3）在宝宝出生之后就可能出现，半数宝宝见于出生后 4~6 周，其发生的部位大多是牙龈的边缘或口腔上腭中线的两侧，表现为一种白色或黄白色小点。这种上皮角化珠是由上皮细胞堆积而成，通常被认为是在牙胚的发育过程中，牙板破裂，部分被吸收，而部分逐渐增生角化，在牙床上形成小球状白色颗粒，其实这种形成机制并不是很确切。“马牙”不是真正的牙，它的内部结构与正常牙齿也不相同，不能够行使咀嚼功能，只是牙齿发育过程中伴发的现象。

“马牙”是一种正常的生理现象，在新生儿中比较常见，就像新生儿黄疸一样，有 70%~80% 的宝宝都会发生，但并不影响吃奶，也不阻碍牙齿生长。“马牙”表面不会破溃，周围也不会出现红肿，有时候会有多个“马牙”聚集在一起、形成一团，家长们千万不要误以为这是鹅口疮，更不要用力去擦拭。

“马牙”属于良性疾病，基本上没有什么并发症，但是有些家长会用指套擦拭或用针刺破，这些做法都比较危险，非常容易引起感染，加之新生儿年龄小、抵抗力差，这种感染会引起血液系统的改变，严重时还可能诱发脑膜炎。实际上，“马牙”会在宝宝出生几周后逐渐脱落，一般不会留下痕迹，也不会对宝宝产生不良影响。

9. 宝宝鼻尖上的小白点儿是什么？

有些刚出生的宝宝，在他们的小鼻尖上有很多小白点儿，家长看到以后往往会觉得好奇。这到底是什么呢？会不会影响到孩子的健康呢？

这种鼻尖上的小白点儿，在医学上被称为粟粒疹（图1.4）。其多数见于鼻尖部位，有时也会出现在鼻翼、颊部及颜面等处。粟粒疹往往是针头样黄白色小皮疹，主要由皮脂腺堆积而成。大部分宝宝的粟粒疹在出生后一周到10天内自然消退，也有的宝宝会出现脱皮，脱皮之后粟粒疹会自然消失，不会留下瘢痕或色素沉着。因此，这种鼻尖上的小白点儿无须使用任何药物治疗，家长们也不用紧张和担心。

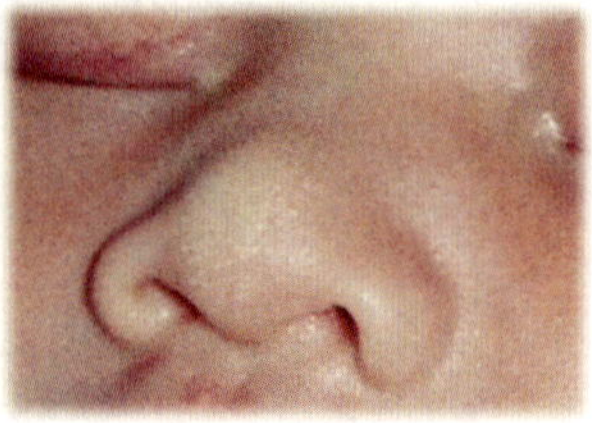

图1.4　粟粒疹

10. 新生宝宝的乳头需要挤吗？

老一辈人往往认为新生宝宝的乳头必须挤，而且要挤出清亮的液体，尤其是女宝宝，这样长大以后，乳头发育才不会凹陷。那么，这种做法是否正确呢？

答案是否定的。无论是男孩还是女孩，乳头都不要去挤，挤乳头是老一辈人自认为正确的做法，其实并没有任何科学依据的。很多宝宝在刚刚出生时，乳头呈凹陷状态，但随着身体的发育，乳头会逐渐凸出来，所以没有必要去挤，而且挤乳头还会给宝宝带来很大的风险，可能会导致乳头发炎，严重者不仅乳腺感染还可能引发全身感染，导致新生儿败血症。因此，挤乳头这个做法要杜绝！

另外，还有一些宝宝在刚刚出生的时候会出现乳腺结节，乳头上出现小白点儿，这些也属于生理现象，主要是因为宝宝体内有大量来自母体的泌乳素和雌激素，这些激素使得宝宝的乳腺在出生后变得肿胀、坚硬，甚至有的宝宝还会流出几滴乳汁，也会在乳头上出现小白点儿，这些都是受到了激素的影响，导致局部皮脂堆积。这种情况一般在几个月之内就会逐渐消失，家长们也不要用手去挤。由于宝宝的皮肤比较娇嫩，抵抗力又比较脆弱，挤压乳头和乳腺除了会导致感染，也会影响到乳腺的正常发育，严重的话甚至会影响到女宝宝成年后作为母亲的正常哺乳，给宝宝带来不必要的伤害。

11. 宝宝也会来“大姨妈”吗？

很多家长在给女宝宝换尿布时，会发现尿布上有一些血样的物质，经过仔细观察，认为可能是宝宝的阴道出血了。难道新生宝宝也会来“大姨妈”？多数家长都会对此感到惊慌失措、非常焦虑，这到底是怎么回事呢？

其实，家长不必对此特别紧张，这种情况就是所谓新生儿的“假月经”，是女宝宝可能出现的一种正常的生理现象，也有一些宝宝表现为白带增多。

什么是“假月经”呢？女宝宝在出生时，或者在出生后4~5天，会有阴道出血的情况，一般情况下出血量不大，大约持续一周就会停止。出现“假月经”的原因是母亲在妊娠末期把雌激素传递给胎儿，由于胎儿在母亲体内受到了雌激素的影响，阴道上皮增生，阴道分泌物就会增多，还可能使子宫内膜增生。当宝宝出生以后，这种雌激素水平突然中断，此时子宫内膜脱落，阴道就会流出血性分泌物，形成月经样出血。同样的原因，有些宝宝会出现阴道白色分泌物，但无论是“假月经”还是白带，都属于正常的生理现象。

绝大多数宝宝出现“假月经”之后，不需要特殊的处理和治疗，也不需要吃药，宝宝是可以自己恢复的。

但是，如果女宝宝阴道出血量较大，持续时间较长，就应当考虑是否合并新生儿出血性疾病等情况，此时就必须及时到医院请医生进行诊治。

最后还要提醒家长，不要给宝宝使用一些含有雌激素的药物或护肤品，这些护肤品会刺激宝宝，也可能导致“假月经”的出现。

12. 宝宝也会长痤疮吗?

“青春痘”的学名叫痤疮,多发于青春期,所以常被称为“青春痘”。可是,有的新生儿在出生后数天至3个月内就会患痤疮,多分布于双颊、额头,以红色丘疹、白头和黑头粉刺、小结节和脓疱为主。那么,新生儿期的“青春痘”是怎样形成的?又该怎样去处理呢?

新生儿痤疮的形成多因宝宝在出生前从母体获得了过多的雄激素,出生后促使皮脂腺分泌旺盛所致。宝宝面部皮脂腺发达,会分泌过多的皮脂,从而堵塞毛囊口,引起毛囊上皮角化,栓塞毛囊导管,再加上脂肪酸和毛囊内细菌的影响,就发生了新生儿痤疮。

一般来说,宝宝脸上的痤疮在出生数周后可自行消退,并且不留痕迹,但新生儿面部皮肤极其娇嫩,如果对这些皮疹护理不当,一旦其感染化脓,便可能形成凹凸不平的小坑或瘢痕,因此要认真对待。首先,当发现宝宝长了“青春痘”后,不可用手挤捏,以免引起化脓、感染,造成不良后果。其次,注意宝宝的皮肤卫生,每日用温开水给其洗脸,毛巾要柔软,并保持脸盆和毛巾的清洁卫生,可适当使用婴儿香皂去除面部过多的油脂。

新生儿痤疮症状轻者一般不需要治疗,几周后便可自愈;症状较重者应及时到医院诊治,进行消炎、抗感染治疗,患儿家长切忌自作主张,乱用各种软膏自行给宝宝治疗。

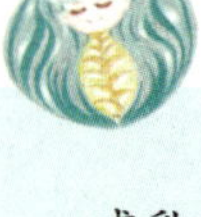

麒麟宝宝课堂

哺乳期女性在宝宝患新生儿痤疮期间要调整饮食,少吃糖果及甜食,减少辛辣与高脂肪食品的摄入,尽量多吃蔬菜和水果,补充维生素。

13.“气鼓鼓”的肚脐

很多宝宝出生后不久，肚皮上可能会出现一个“气鼓鼓”的肚脐，这其实是脐疝。脐疝在新生儿中的发病率很高，常见于早产儿和低体重儿。虽然脐疝在宝宝中很常见，但还是有很多新手爸妈不太了解，存在疑惑，那么我们一起来看看脐疝是什么，宝宝存在脐疝又该怎么办。

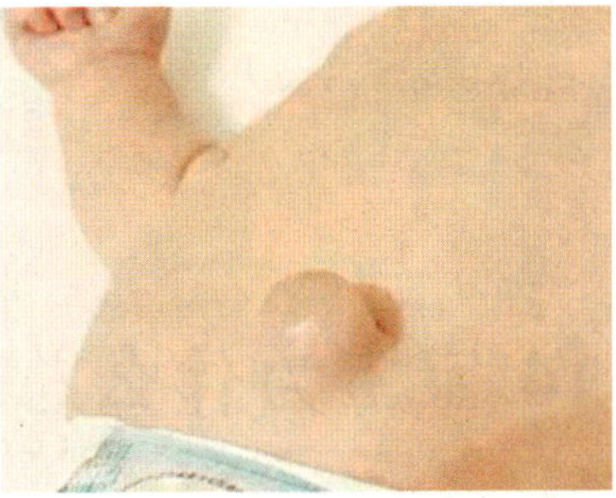

图 1.5　脐疝

脐疝，就是腹腔脏器由脐环处向外突出到皮下所形成的疝气，突出的一般是腹膜和肠管（图 1.5）。宝宝断脐后，脐带中的组织纤维化，并与脐孔部的皮肤组织相愈合，在腹部中央形成一个“薄弱区”，与此同时，宝宝的腹直肌鞘还没有完全发育，当腹压增高（如哭闹）时，腹腔脏器就会由脐部向外突起，形成一个圆形的“鼓包”。脐疝呈球形突出，摸起来软软的。宝宝在哭闹或直立位时因腹压增高，脐疝就会鼓出来或变大，反之，安静或卧位时脐疝就会还纳入腹腔，缩小或消失。如果用指端等压迫肚脐，脐疝应该可以还纳。无论是突起还是还纳，宝宝都不会疼痛或不适，一般也不易发生嵌顿。

了解了脐疝是什么之后，我们再来看一看如果宝宝有了脐疝该怎么办。

直径小的脐疝可以通过非手术疗法治疗。一些传统的脐疝非手术治疗方法就是压迫脐疝，使其回纳至腹腔并固定。依据脐疝的直径和大小，有的是用硬币、瓶塞等硬物，包裹柔软棉布后压迫脐疝，然后在肚脐上绑缚纱布，用扎带或胶布将其固定；市面上也有专门的疝气带、脐疝贴等。但是，这些方式有一定的缺陷。因为婴儿，尤其是新生儿的皮肤非常娇嫩，硬物、扎带或胶布长时间粘贴都可能造成皮肤损伤。而且，如果宝宝的腹部包扎过紧，可能引起呼吸困难，腹内压增高还可导致腹股沟疝的形成，造成下肢静脉回流受阻，进而出现水肿。

其实，脐疝是一种常见的预后良好的先天性发育缺陷，绝大多数可以自愈。

随着年龄的增长，宝宝的腹直肌发育趋于完整，疝孔就会逐渐狭窄而闭合。一般而言，2岁以下无须特殊处理。因此，发现宝宝有了脐疝不要担忧，也不用把“气鼓鼓”的肚脐强“塞”回肚子里，只要避免宝宝剧烈哭闹并注意观察，别发生嵌顿就好。

那么，在哪些情况下需要去医院呢？如果宝宝的脐疝长得过大，脐环直径超过2cm，往往就很难自行长好了，这时可能就需要手术修补。还有，如果宝宝突然出现疼痛、呕吐等现象，脐疝不能还纳，那么就可能是发生了嵌顿，此时请务必及时就医。

14. 宝宝为什么总是在睡觉？

睡眠对于正处在发育阶段的新生儿来说是非常重要的。高质量的睡眠可以让宝宝更健康地成长。新生儿爱睡觉是一种正常的生理现象，这是因为其大脑皮层发育并未完善，其兴奋性较低，神经系统活动全过程较差，并且外界刺激对他们而言过强，所以他们非常容易感到疲惫，这促使大脑皮层兴奋性降低，并进入睡眠状态。因此，在新生儿阶段，宝宝除了吃奶，几乎一直在睡觉。

新生儿处于宝宝睡眠阶段划分的第一个阶段，也就是0~12周，这个阶段还可以细化为0~6周、7~12周，在此期间，宝宝的日夜睡眠差异不大。每天睡眠的总时长，也就是宝宝一天中白天和黑夜睡眠时间的总和，在宝宝的不同成长阶段是不一样的（表1.1）。

表1.1　宝宝的不同成长阶段睡眠时长差异

周龄	睡眠时间	夜间睡眠时间	夜间整觉时间*
0~6周	15~18小时	8~9小时	4小时
7~12周	14~15小时	9~10小时	5小时

*：夜间整觉时间指的是夜间最长的那段睡眠持续的时长。

关于夜醒，0~6周大的宝宝夜醒次数为3~4次，入睡后2~3小时醒来；7周至3个月大的宝宝夜醒约3次，夜醒时间点大概是夜晚10点、凌晨1点和凌晨4点。

每个宝宝睡眠时间的长短都是不一样的，因此，新生儿父母不必严格按照书本上所写的睡眠时间去刻意叫醒宝宝。但是，父母需要注意观察宝宝的其他状况来综合判断其生长状况。例如，宝宝每天的食欲好不好，精神反应怎么样，是不是看起来比较高兴而不是没有精神，以及宝宝的生长发育是不是符合标准。如果以上都没有问题，那宝宝就是在健康地成长，不需要担心。新生儿睡眠时间的长短和睡眠质量的高低，与宝宝自身的身体素质有一定关系，也受外部因素的影响，所以要尽量给宝宝创造一个安静的睡眠环境。如果宝宝的睡眠时间确实和上述时间差异较大，应结合宝宝的整体发育（体重、语言、身长、大运动能力）、情绪状态和精神状态等进行分析。如果宝宝出现嗜睡、少哭少动、不吃，或睡觉后非常容易醒来、又哭又闹、躁动不安、流汗、体重和身长增加不满意等，需要及时就医。

15. 新生宝宝可以睡枕头吗？

我们在睡觉的时候，如果枕头不合适，就会觉得不舒服，但新生宝宝不建议使用枕头。这到底是为什么呢？难道宝宝不会不舒服吗？如果新生宝宝不用枕头，又是从什么时候开始睡枕头呢？

首先，我们要知道，新生宝宝是不适合睡枕头的。这还要从脊柱生理弯曲的知识说起。

人体的脊柱共有4个生理弯曲，分别是颈曲、胸曲、腰曲和骶曲。宝宝刚出生的时候，脊柱是没有生理弯曲的，仅呈轻微后凸。3个月左右随着抬头动作，宝宝出现第一个弯曲——颈部前凸；6个月左右会坐时出现第二个弯曲——胸椎后凸；1岁左右能站立、行走时，出现第三个弯曲——腰椎前凸；6~7岁时韧带发育完全，此时脊柱自然弯曲才被固定下来。这些生理弯曲的形成能使人体保持平衡并直立行走。

了解了脊柱生理弯曲后,我们再来看一看新生宝宝为什么不适合睡枕头。

首先,新生儿的脊柱是直的,还没有形成颈椎曲度。因此,新生儿在平躺时,背和后脑勺处于同一水平面,不会引起肌肉紧绷而导致落枕。新生儿的头比较大,几乎与肩同宽,无论平卧还是侧卧都很自然,不需要用枕头垫着。

反之,因为新生儿的颈部较短,头部被人为垫高后会很不舒服,还容易发生呼吸不畅,甚至导致窒息。3个月以内的新生儿颈椎尚未完全发育成熟,没有形成正常颈椎前凸的生理弯曲,如果过早使用枕头会影响颈椎发育,甚至导致颈椎发育异常,还会影响其呼吸和吞咽,所以在3个月内不给宝宝睡枕头。

一般在宝宝3个月以后,颈椎前突慢慢形成生理弯曲的时候,就可以尝试给宝宝睡枕头。但枕头不宜过高,以不超过肩高为宜。枕头材质的选择也比较重要。过硬或过软均会影响宝宝颅骨的发育,导致骨形异常;枕头过硬还会造成不适,影响到宝宝的睡眠质量。枕套面料和枕头填充物的选择也须注意,如果枕套材质选择不当或枕头填充物长时间受潮、不清洗、不晾晒,则会滋生细菌、螨虫,容易导致宝宝继发感染,或者诱发湿疹、变应(过敏)性鼻炎等过敏性疾病。

因此,不要给宝宝太早睡枕头,如果需要,还要注意枕头的选择(表1.2)。

表1.2　宝宝各发育阶段枕头怎么选

0~3月龄 小枕巾	脊柱呈C形,没有生理弯曲:此时不需要枕头,可以将小枕巾放在宝宝头下,以防宝宝吐奶。
3~6月龄 枕头高1cm	抬头、翻身、睡圆头形:6月龄内使用枕高1cm,定型枕辅助睡圆头形,定型枕要透气,尽量选择中间低、两边高的枕头,固定宝宝的头。
6~12月龄 枕头高2cm	抬头、爬行、坐立、睡头形:6月龄后,宝宝的脊柱胸段开始向后弯曲,适合使用2cm高的枕头。
1~3岁 枕头高3~5cm	独立行走:脊柱护理期,宝宝的颈椎"S"形逐渐发育,脊柱护理期很重要,选择的枕面应加宽、加长,枕头高度在3~5cm。

16. 如何睡出好看的头形？

Q “医生，我小的时候睡成了扁头，现在我的后脑勺就像一个‘平底锅’，梳小辫都不好看。现在，我想给自己的宝宝睡出漂亮的小圆头，有办法做到吗？”

老一辈人的观念是，在宝宝出生后用麦子、大米、玉米等填充物做成枕头，甚至用书本当枕头，是一种福气的体现。但是这些不良习惯却让宝宝们逐渐睡成了大扁头。在门诊，我们经常能遇到年轻的父母询问关于纠正头形的问题。那么，如何才能让宝宝睡出好看的头形呢？

争取睡出好头形来

头形并非与生俱来，通过矫正睡姿可以调整头形缺陷。因为小婴儿的颅骨比成人骨质软，没有彻底骨化，颅缝没有完全闭合，也就是说，宝宝的颅骨没有完全长成一整块，因此，还有很强的可塑性。

如果宝宝总是朝一个方向躺，就可能会睡成歪头、偏头、扁头、舟状头、三角头、短头、塔头等头形，进而会造成面部不对称，影响美观。不良的睡眠姿势，对宝宝的头形和外貌有着明显的影响。

头形的最佳矫正时期是在宝宝出生后6个月之内，这段时间，小宝宝的头是最柔软的，塑形性也最强，借助一些方法能够帮助给宝宝塑造好看且圆润的头形。

扁头/偏头的危害

体位性扁头/偏头

宝宝因为平躺，或经常偏向一侧睡，会造成头形不对称（图1.6）。没被压到的部位生长快速，就会变得相对突出，尤其是后脑勺与床接触的部位受压而变得扁平，脸也随之变得相对宽大。如果后脑勺睡得不对称，脸就会一边大、一边小。这

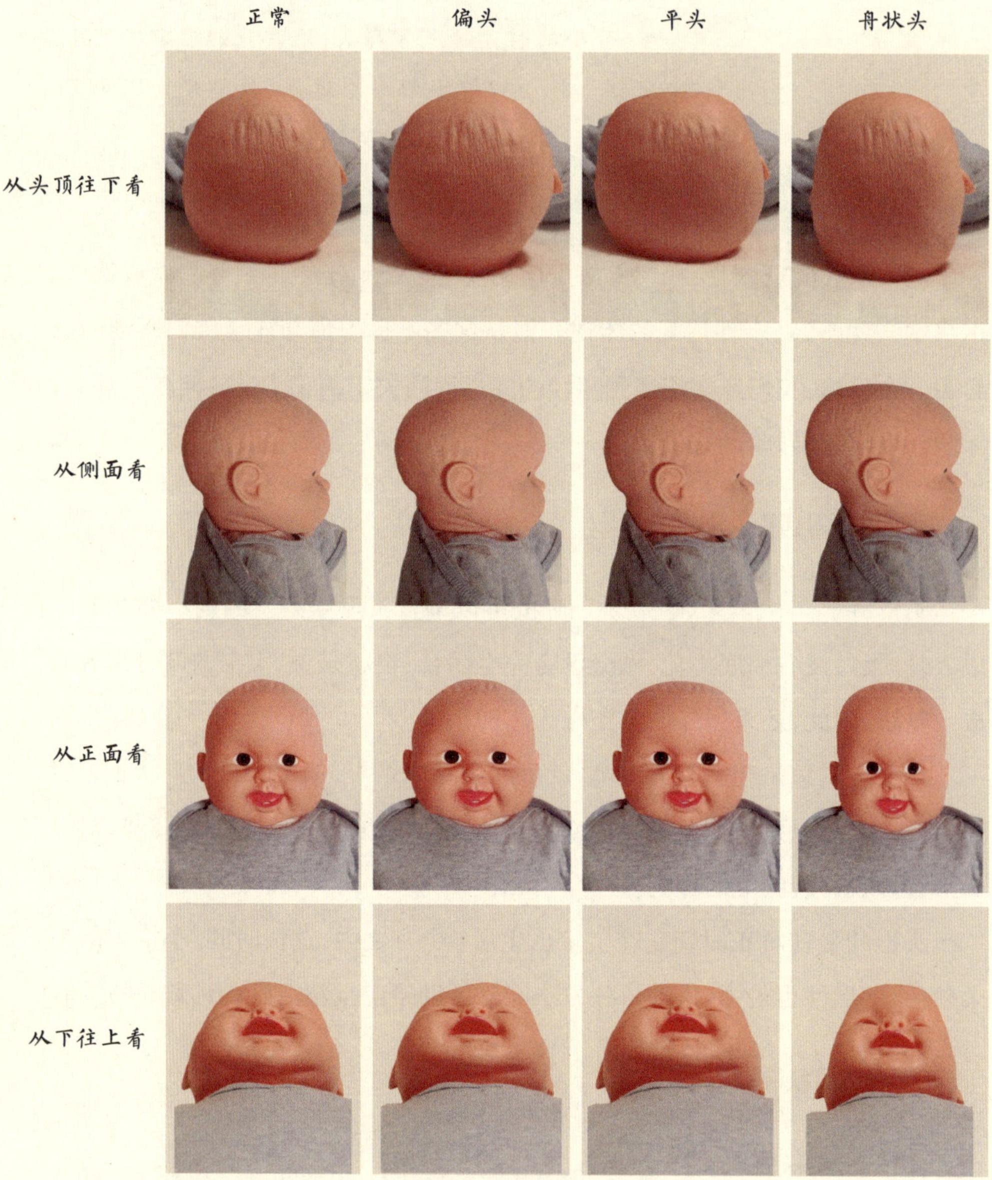

图1.6 偏头、平头和舟状头

种情况一般在宝宝出生后4个月时达到高峰，6个月以后，宝宝可以随意调整头部姿势，就不会加重了。

病理性扁头综合征

病理性扁头综合征是由宝宝颅骨发育不全、先天性头骨畸形等病理性原因造成的，往往会合并神经系统发育异常，远期可能影响智力和精神运动能力等。这种情况需要到正规医疗机构进行治疗。

如何矫正扁头/偏头

轻度

在出生后6个月以内，可以在宝宝睡觉时，让突出的头部经常接触床面，向相反的方向"睡"回去。

重度

在出生后4~6个月，建议到医院就诊，定制矫正头盔，必要时需要手术干预。

病理性扁头综合征

建议立即到医院就诊，完善相应的检查，包括头围、头颅磁共振、脑电图、神经系统发育评估等。

如何预防扁头/偏头

变换头部的位置

当宝宝出生后，可以交替侧躺和平躺，经常改变头的位置。可以用毛巾或毯子卷成小卷，垫在宝宝的背后，给宝宝一个支撑，每隔几小时更换一次方向，这样宝宝的头骨就可以均匀地受力，避免头部某一个位置持续受压(图1.7)。

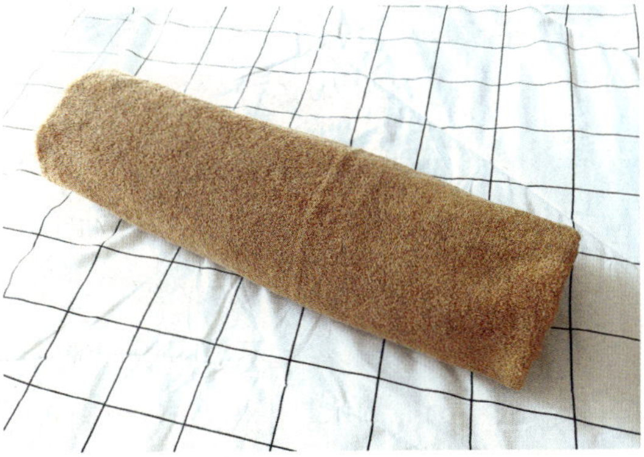

图1.7　用柔软的床上用品为宝宝制作支撑物

鼓励主动转头

宝爸宝妈可能经常发现宝宝的头总是往一侧偏，掰过来后没一会儿又转回去。这是因为宝宝的注意力很容易被光亮、颜色鲜艳的色块或家人所吸引，因此，可以经常改变玩具、装饰物或婴儿床的位置，让宝宝轮换睡床的两头（图1.8）；多与宝宝交流，鼓励宝宝转头注视不同的方向。哺乳的时候，也不要总是用一侧的乳房，一定要注意两侧交替哺乳。

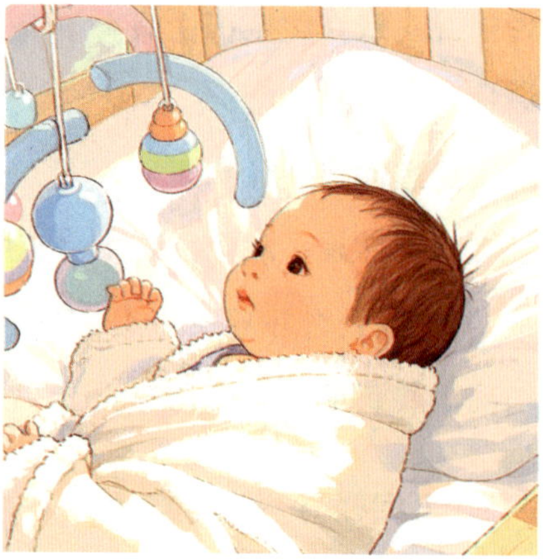
图1.8　鼓励转头

适当抱抱

宝爸宝妈可以采用不同的姿势适当地抱抱宝宝，如竖抱、斜抱，或者让宝宝趴在爸爸的腿上或肚子上，保证宝宝的后脑勺不被经常压到。当然，喂完奶后，还可以让宝宝趴在你的肩膀上拍嗝，同时多抱一抱宝宝（图1.9）。因为宝宝的头部在离开床面和枕头后，就没有了外部的压力，他们的头骨就能得到一种自我修整。

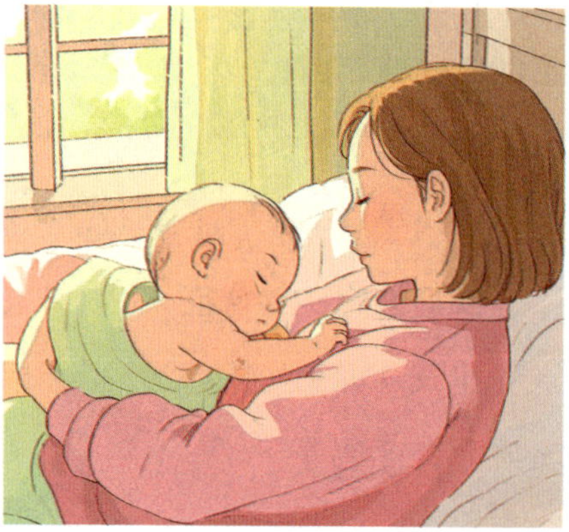
图1.9　适当抱抱

酌情俯卧

俯卧位的姿势不仅对头形的自然恢复有帮助，还能帮助宝宝锻炼背部、颈部和手臂的力量，有助于生长发育（图1.10）。另外，俯卧位还能缓解宝宝的肠胀气，以此帮助宝宝排气。但是，宝宝趴着时，家长必须看着宝宝，时间不宜过长，如果宝宝不舒服或哭闹，及时给宝宝翻个身或变换体位。严禁堵住其口鼻，慎防呕吐，避免宝宝发生猝死。

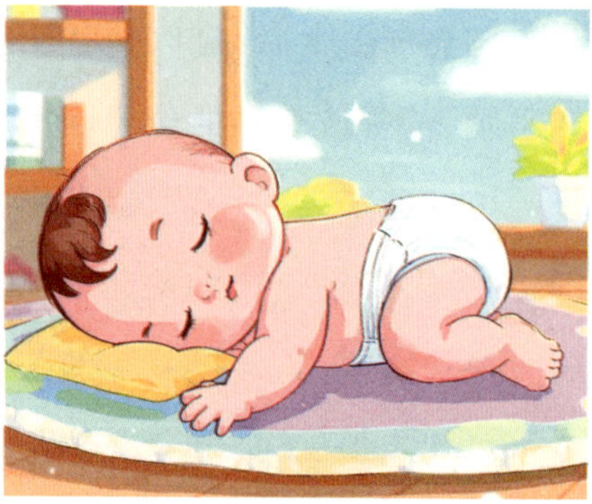
图1.10　酌情俯卧

用定型枕

3月龄前的宝宝不要用定型枕(图1.11)。因为宝宝出生后脊柱是直的，还未形成生理弯曲，但如果在宝宝成长3~5个月后发现两侧太阳穴比较扁平，而后脑勺比较突出，可以选择低矮、透气、松软的棉质定型枕来固定宝宝的头部，使宝宝平躺，高度以1~2cm为宜。希望所有的宝宝都能睡出漂亮的头形。

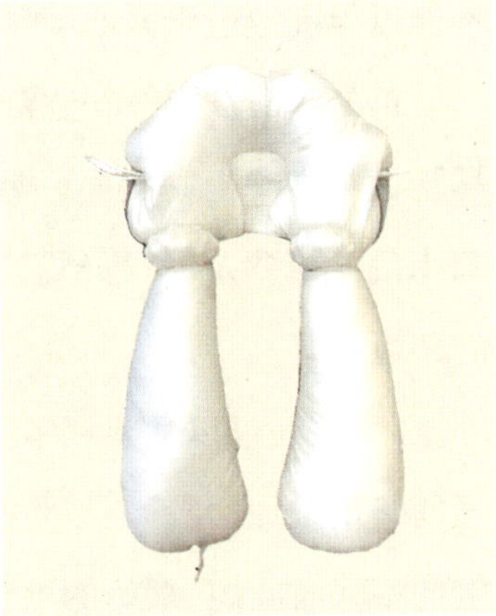

图1.11 用定型枕

17. 宝宝睡觉昼夜颠倒如何调整?

新生儿刚刚面对陌生的世界，睡眠调节功能尚未成熟，因而会有睡觉昼夜颠倒的情况产生，令家长苦恼不已。有什么方法能让宝宝的睡眠恢复正常呢?

首先，不要让宝宝在白天睡太久。很多宝宝的睡眠昼夜颠倒了，是因为新手爸妈没有经验，让宝宝白天睡得过久造成的。尤其是在下午，如果宝宝睡得时间太长，到了晚上就不会想睡觉了。一般是在上午八九点钟，吃完奶可以让宝宝有一段比较长的觉醒时间，爸爸妈妈要抓住这个时机，给宝宝做做体操、和宝宝说说话；要竖着把宝宝抱起来，让他们看看周围的世界；训练宝宝，开发宝宝的各项能力，延长觉醒时间，帮助宝宝形成良好的睡眠习惯。同时，可以和宝宝做游戏，例如，妈妈竖着抱宝宝，爸爸用一块红布蒙在脸上，再快速拿下来，并对着宝宝笑，然后妈妈玩红布，爸爸抱宝宝。另外，在白天的时候，要尽可能多地消耗宝宝的精力，可以在天气温和晴好的时候带宝宝出去，适时接触户外的环境，有利于宝宝晚上睡得更好。

其次，创造一个良好的睡眠环境。在睡觉之前爸妈可以给宝宝洗一个热水澡，然后让宝宝自己在床上玩一会儿。其次，在睡觉之前一定要保证房间的安静和幽暗，如果宝宝怕黑的话，可以点一盏小夜灯。最后，爸爸妈妈在晚上睡觉之前千万不能逗得宝宝过于开心，否则可能会让宝宝的大脑一直处于兴奋状态，难以入睡。

再次，要逐步培养宝宝在固定的时间睡觉、起床。在日常生活中，爸爸妈妈应尽量让宝宝晚上睡得早一些，否则转天宝宝可能会因为还没睡够而起不来。早晨起床后一定要及时拉开窗帘，让阳光照进房间，给宝宝营造一个“天亮啦，起床吧”的环境。

此外，还可以适当调节宝宝吃奶的时间。随着宝宝月龄的增长，将宝宝睡前饮用的奶量增加，并逐渐减少喂夜奶的次数，慢慢戒掉宝宝半夜喝奶的习惯。倘若宝宝的睡眠时间短，最好的处理方法是，当宝宝睡醒了，先不要去逗弄，也许过一会儿宝宝就又睡着了；即使宝宝完全清醒了，只要不闹，也不要去理会；如果宝宝哭闹明显，再去看看是什么原因，是否存在尿了、拉了、饿了、病了、环境不舒服等问题，如果没有什么原因，则尽量予以冷处理。这样坚持一段时间，宝宝昼夜颠倒的睡眠习惯就会慢慢被调整过来。

18. 为什么宝宝夜间睡觉不踏实？

Q

“宝宝夜间睡觉总是不踏实，这是为什么呢，我们该怎么办呢？”

“宝宝睡觉翻来覆去，一个晚上都不消停，是因为缺钙还是胀气呢？”

“我家宝宝一到晚上就不睡觉，好不容易睡着了，过一两个小时又醒了，还哇哇大哭，嗓子都哭哑了，这可怎么办啊？”

“宝宝睡不好是不是哪里不舒服，要不要去医院呀？”

上面这些问题时常困扰着年轻的宝爸宝妈们。小宝宝睡不好，全家人一起揪心、不得休息，宝宝一哭闹，家人就会很头大，但更担心宝宝是不是不舒服。

下面就让我们一起来学习一下宝宝睡眠的小知识吧。

正常睡眠时间

新生儿昼夜节律尚未建立，睡眠时间长，这属于正常的生理现象。宝宝每2~4小时就会醒来吃奶，睁眼清醒时间大约1小时(表1.3)。

表1.3 睡眠时长

新生儿	18~20小时
1~3个月	16~18小时
4~6个月	15~17小时
7~9个月	14~16小时
10~12个月	12~15小时

睡眠周期的特点

跟成人一样，宝宝的睡眠周期也分为深睡眠和浅睡眠两部分。但是与成人所不同的是，宝宝的睡眠周期相对较短，每个睡眠周期大约为45分钟，浅睡眠和深睡眠时间约各占一半。

深睡眠时宝宝非常安静，呼吸平稳，肌肉松弛，不容易被唤醒。

浅睡眠并非真正意义上的清醒，可能会有一些小动作，例如，身体扭动、抓耳挠腮、挤眉弄眼、哼哼唧唧等。

如果在浅睡眠时打搅宝宝，可能会将宝宝唤醒。但是如果在此时继续保持相对安静的状态，静静地等待一会儿，宝宝可能会很快再次入睡。

宝宝睡不踏实的原因

环境温度

新生儿的体温调节中枢不健全，既怕冷又怕热，如果被子过厚、盖得很严，可能会因为太热而踢被子，结果后半夜又会感觉冷，环境温度的变化会导致宝宝感觉不舒服从而影响睡眠。

光线、声音

有些家长担心宝宝怕黑，喜欢开灯睡觉，光源太亮、昼夜不分，或者让宝宝和大人睡在一张床上，家长翻身、看手机都会影响到宝宝睡觉。

皮炎湿疹

新生儿的皮肤容易出汗而发生过敏，娇嫩的肌肤受到刺激，会出现各种皮肤问题，如汗疱疹、湿疹、毛囊炎、脓疱疹、尿布皮炎等，可能会引起皮肤不适，甚至瘙痒疼痛，导致宝宝睡眠不安稳，而瘙痒感在晚上会更加明显，宝宝半夜更睡不踏实了。

胃肠不适

刚出生不久的小宝宝自身胃肠道功能尚未成熟，消化系统发育不完善，可能会因腹部不适而睡眠不安稳，如腹胀、腹痛、呕吐、溢乳等。

缺乏维生素D或缺钙

如果宝宝生长发育较快，体内容易缺乏钙元素及维生素D，会导致神经兴奋性增高，也就是神经系统处于比较紧绷的状态，可能出现晚上不易入睡、翻来覆去睡不着，以及睡着后易醒、盗汗等现象。

生病了

小婴儿自身抵抗力较弱，容易生病。例如，宝宝感冒了，会引起鼻塞、流涕等症状，鼻子不通气会导致睡眠不安稳或诸如寄生虫等其他疾病，身体不舒服也会影响睡眠。

如何判断不正常的哭闹

哭闹时间长

持续1~2小时不能缓解。

不易安抚

通过吃奶、换尿布、抱哄、包裹等行为不能安抚。

伴随症状

吃奶差、精神萎靡、体重不增、发热、尿便异常等。

如果有以上情况，建议前往正规医院，进一步诊治。

缓解夜睡不踏实的小妙招

营造舒适的睡眠环境

■ 光线：维持适宜的环境光线强度，白天保持房间内的明亮，夜晚关闭大灯。

■ 声音：白天允许有适当的噪声，夜间保持安静，避免突然发出较大的响声。

■ 温度：保持房间内适宜的温度（22～24℃）和湿度（50%～60%），定时开窗通风。

■ 床铺：建议宝宝与大人同房分床而睡。

■ 服装：更换好舒适的衣服。

养成良好的睡眠习惯

■ 睡眠周期的养成：白天宝宝清醒和喂奶时可以与其多交流、说话、玩玩具，夜间除了喂奶和换尿布外，尽量减少打扰宝宝的次数。

■ 睡前必要的准备：入睡前给宝宝喂好奶、换好纸尿裤，避免因吃得过饱引起胃肠道不适，影响睡眠，可适当增减奶量，以宝宝的舒适度最佳为宜。

■ 对于6个月以上的宝宝可以有意识地去培养其自主入睡，不要依赖于吃奶或抱着摇晃等方式。

适当补充维生素D_3

每天至少补充维生素$D_3$400国际单位（IU，1IU=0.0025μg），持续到至少3岁，并且注意平时饮食均衡，防止孩子缺乏微量元素，有助于神经系统的发育。

试一试5S安抚法

■ 可有效延长宝宝的睡眠时间，增强父母的自我效能。

■ 包括包裹（Swaddling）、侧躺（Side）、摇摆（Swing）、嘘声（Shushing）、吮吸（Sucking）5项内容。

造成宝宝睡眠不安和哭闹是有多重原因的，家长们要仔细地观察、分辨。

19. 新生儿袋鼠式护理

新生儿袋鼠式护理是针对新生儿所特有的照护模式，让父母将新生儿拥抱在胸前，借由皮肤与皮肤的接触，让新生儿感受到父母的心跳及呼吸声，仿照子宫内的环境，让宝宝可以在父母的拥抱及关爱中成长。

如何进行袋鼠式护理？

在进行袋鼠式护理时，周围环境应保持适宜的温湿度及相对温馨舒适安静。妈妈（或爸爸）需要暴露胸腹部的皮肤，可穿宽松、前开衫的长袍或罩衫。宝宝除穿纸尿裤外，应保持其他部位的皮肤暴露，可戴软帽保暖。将宝宝放置在妈妈或爸爸双乳的中间位置，呈俯卧位，取“蛙形”姿势，与妈妈或爸爸的胸腹紧贴，头偏向一侧。妈妈或爸爸可一手托住宝宝的臀部做稳定性支持，一手放在宝宝的肩背部做安全性保护（图 1.12）。将宝宝放置好后，使用包被或大毛巾沿宝宝的耳垂将其包裹在家长身上，也可用袋鼠式护理长背带将宝宝和家长裸露的躯体包裹起来，为保持宝宝的舒适体位提供适当力度的支持，避免着凉。家长需随时注意观察并调整宝宝的颈部姿势，防止颈部过度后仰或屈曲，以免影响宝宝的呼吸。

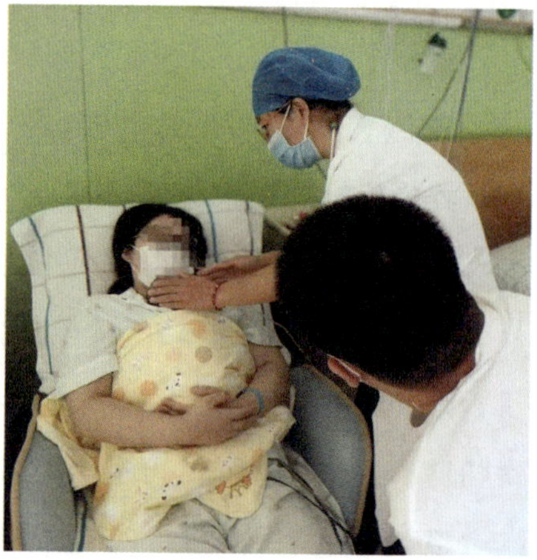

图 1.12　袋鼠式护理

袋鼠式护理的好处是什么？

在进行袋鼠式护理时，宝宝可以听着妈妈或爸爸的说话和心跳声，伴随着妈妈或爸爸呼吸时胸廓缓慢地起伏摇晃，感觉处于类似于子宫的环境，能够让宝宝有安全感，并且增加了亲子互动，减少宝宝躁动不安和哭泣等行为，提高其睡眠质量。袋鼠式护理也能增强妈妈或爸爸的自信心，使他们更好地养育新生宝宝。

20. 外出包裹法

Q “宝宝满月了，要外出打疫苗，但是外面天寒地冻，而且小宝宝手脚乱动，不听指挥，应该如何包裹小宝宝出门呢？”

当无育儿经验的新手爸妈们需要带着精力旺盛的小婴儿外出时，应该如何包裹小宝贝呢？尤其是在寒冷的冬季，既要保证宝宝温暖，又要让宝宝舒适，还要缓解宝宝因为突然离开熟悉的室内环境而产生的不适感，这时，包裹宝宝的方法就更加重要了。

学会外出包裹六步法（图 1.13）

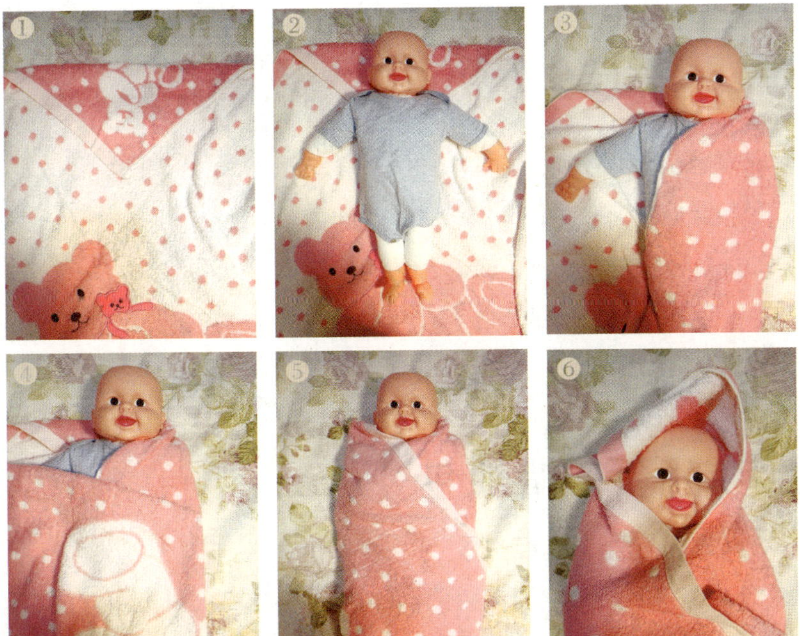

图 1.13　外出包裹六步法

第一步：准备一块大包被，通常准备单层或双层的稍薄全棉面料的大方巾或大毛巾，包被的大小一般为宝宝的两倍长，呈菱形位平铺于床上，将顶角向内下折一个小角。

第二步：把宝宝轻轻地放在包被的中间，将其头颈部摆在向内折的小角上，宝宝的头不要露在包被的外面。

第三步：将宝宝左边的包被角拉起，向右侧横盖住宝宝的左手臂和身体，把包被角压在右侧身体下面，不要盖住宝宝的右侧手臂。

第四步：把包被下角拉起向上盖住宝宝的身体。

第五步：将右侧的包被角拉起，压住右手臂及身体，压到左侧身后。

第六步：轻轻向上拉起宝宝头顶处的内折角，自然形成了一个“小帽子”。

完成以上6步，宝宝就被包裹得像一个蚕茧宝宝了。然后，可以根据气温，额外增加一床更厚的包被或戴上一顶小帽子。

麒麟宝宝课堂

1. 不要把宝宝包裹得太紧，更不要在包被外面系带子，避免过度限制宝宝的四肢运动。

2. 随时观察宝宝的呼吸，避免其口腔和鼻腔被阻塞而发生窒息。

3. 回到温暖的房间后，要及时解开包裹，避免捂热宝宝。

4. 可以用既保暖又宽松的专用睡袋替代包被。

21. 杜绝绑腿和“蜡烛包”

在某些地方有一种习俗，把刚生下来的宝宝两腿拉直，再把两臂拉直紧贴在身体两侧，然后用包单把宝宝包紧，甚至还有人用带子在包单外面扎紧，认为只有这样宝宝才不会长成“罗圈腿”，才能睡得安稳，不容易受到惊吓，并可以保暖。

其实，这种“蜡烛包”式的包裹方法，对宝宝的伤害特别大。如果新生儿从出生就被绑住手脚，限制了四肢活动，会使得肌肉和神经感受器得不到应有的刺激，从而影响大脑和神经的发育。打“蜡烛包”需要在宝宝的四肢上系上带子（图1.14），这样会影响宝宝的呼吸，也会影响肺部和胸部的发育。如果将宝宝裹得太紧，容易造成股骨头错位，严重情况下还会发生髋关节半脱位，甚至完全脱位。此外，用“蜡烛包”裹着宝宝，也容易引发尿布炎、皮肤感染等问题。长时间包裹还会压迫腹部，影响胃和肠道的蠕动，使消化功能降低，使宝宝容易出现溢奶、吐奶等情况。

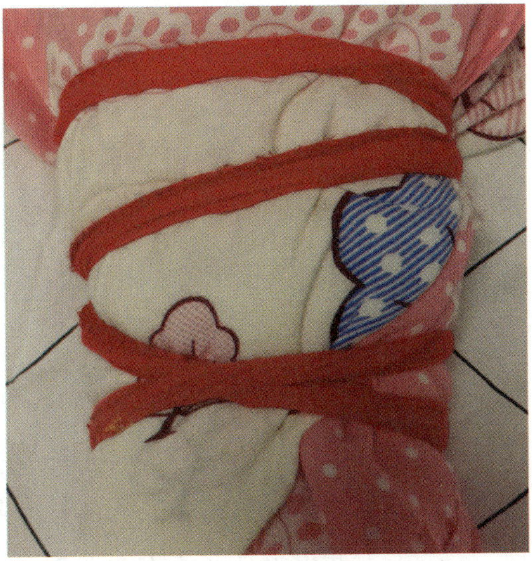

图1.14　错误的包裹方法

绑腿和“蜡烛包”虽然有一些问题，但是包裹新生儿还是有很多益处的。给宝宝打襁褓的目的是模仿宝宝在子宫里面的环境，特别是在宝宝发生肠胀气和肠绞痛的时候，打襁褓有助于为宝宝增强安全感。新生儿的身体很柔软，把身体包裹好就可以方便新手父母安全地抱起宝宝了。

采用正确的包裹方式是非常重要的。首先，包裹巾要选用一块正方形、纯棉质地的布料，如果是在夏天，可以选用透气性较好的棉纱布，在冬天可以选用厚一些的包被。其次，因为有包裹巾，宝宝的贴身衣物也要选择纯棉质地的，不宜让宝宝穿得太厚实，避免宝宝出汗太多，引起不适。包裹时，将选好的包裹巾平铺，将宝宝的头部对准一个角，将身体右侧的包裹巾从宝宝的肩部向左拉紧，盖住宝宝的身体，再将脚部多余的包裹巾向上折回，最后将左侧包裹巾从宝宝的肩部向右盖住身体。切记不能拉得太紧，也不能太松。拉得太紧就变成上面所说的“蜡烛包”，不利于宝宝发育；太松的话，因为宝宝天性好动，容易将包被踢散而受凉，被子盖住宝宝的口鼻还会有导致窒息的风险。此外，千万不要让包裹中的宝宝趴着睡觉，因为新生宝宝不能自主抬头，一旦宝宝的口鼻被堵或溢奶，就会可能导致窒息，发生危险。

22. 你能听懂宝宝哭声的含义吗?

新生宝宝无法用语言和父母交流,哭声却表达了他(她)们的意愿,不同的哭声,表达着不同的需求,经验丰富的父母能通过新生儿的哭声了解其需求。那么,新手父母该怎样分辨宝宝的哭声呢?

正常情况下,宝宝哭起来声音洪亮,不嘶哑,持续时间很短。“哭”也是宝宝的一种运动方式,能帮助宝宝肺部舒张,还能帮助宝宝进行呼吸肌的训练。宝宝在大小便后都会哭几声,大便后会一直连续性地哭,哭一哭、看一看父母,其实是想要父母给自己换尿裤和擦屁股。宝宝哭起来会发出“咿咿呀呀”的声音,并间歇性地哭一哭、停一停,如果此时家长没有对此重视,宝宝的哭声会越来越大,变成连续性啼哭,这就是宝宝在撒娇了。宝宝哭起来声音会比较急促,节奏感很强,哭声由小变大,富有节奏感,哭腔透着乞求,这时如果把手指或乳头放到宝宝的嘴边,宝宝就会立即止住哭声,张开嘴巴做吸吮动作,这是宝宝在表达饥饿。哭声尖锐,伴随宝宝的小腿乱蹬,多发生在喂奶之后,这表示宝宝吃得太饱了。哭声不耐烦,伴随嘴唇干燥,有伸舌头和舔嘴唇的情况,这时就需要给宝宝补充水分了。一阵一阵的哭声多发生在喂奶之后的几分钟,是因为奶头堵塞或奶水太多而呛奶。哭声厌烦低沉,双眼无神,这表示宝宝需要睡觉了。哭声低沉有节奏,不是很响,宝宝的手脚摸上去冰凉,这时需要给宝宝增添衣物。哭声大而响亮,神情不安,身上有很多汗,这时需要给宝宝减少衣服。夜间宝宝受惊会一阵一阵哭闹,可能和环境有关,也可能是做了噩梦。

新生儿饥饿、过冷和过热、尿湿等生理性哭闹,一般声调不高,程度不剧烈,解除原因后易停止哭闹;生病时,宝宝会大哭不止,节奏紧迫,而且在哺乳时和哺乳后也会继续哭闹,还会出现其他不适。宝宝表情痛苦、脸色苍白,高声、长时间、有时身体摇动的剧烈哭闹,不易安抚,可能与疼痛刺激有关,多由疾病引起;哭声尖利、高调,常提示中枢神经系统疾病可能;哭声低调、嘶哑,多见于甲状腺功能减退、声带损伤或喉返神经麻痹,以及先天性心脏病等;哭声微弱,哭声无力,提示疾病较重，如严重感染或神经肌肉疾病等；有些宝宝在哭闹时可以听到喉鸣的声音，也要注意是否存在喉喘鸣或喉部疾病等。

总之，“哭”是宝宝表达需求的一种方式，父母一定要仔细观察，了解宝宝哭闹的原因，这样才能从容面对。

23. 宝宝哭闹怎么办？

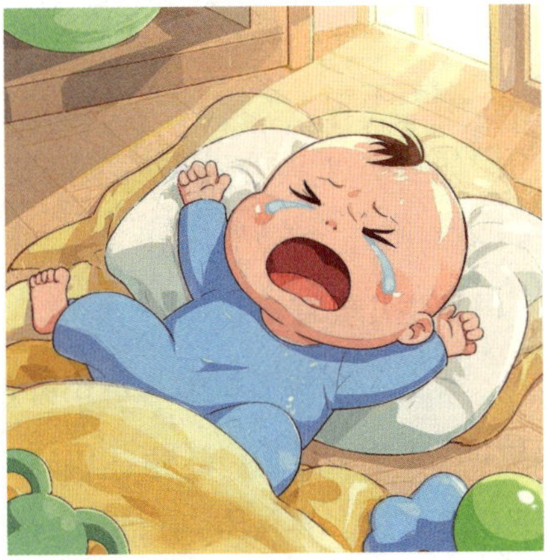

哭闹是新生儿表达感觉和需求的一种方式，家长须注意区分生理性哭闹和病理性哭闹。新生儿渴了、饿了、拉了、尿了、冷了、热了，都会哭闹，这是正常的生理现象。这种哭闹一般声调不高、程度不剧烈，解除原因后易停止哭闹，及时满足宝宝的生理需求就能有效地安抚。但另一种情况是宝宝对不舒适和对疼痛的表达，如因身上的皮疹痒、皮肤溃烂、肠绞痛、头痛、耳痛等病理现象而哭闹。当新生儿出现哭闹、不易安抚时，家长须注意寻找其哭闹的原因，可从头到脚检查一遍新生儿，注意有无耳道溢液、四肢活动是否对称、身上是否有异物或皮疹、腹部是否胀满或有无肿物、外阴有无异常等，发现异常或长时间不能安抚时须及时到医院就诊。

下面我们来了解几种常见病理性哭闹的原因。

颅内疾病

例如，颅内出血、新生儿脑损伤、新生儿维生素K缺乏性出血症、新生儿化脓性脑膜炎等，都可能会出现颅高压表现，宝宝哭声尖、直，前囟膨隆，严重者会出现惊厥、呕吐等。

感冒时鼻腔堵塞

新生儿一般用鼻呼吸，但鼻塞时只能用口呼吸，因不习惯而出现不安、哺乳时需要闭口更无法吸气，只能放弃奶头大声啼哭。可采用生理盐水滴鼻缓解症状。

口腔溃疡及鹅口疮

表现为喂奶时哭闹、流涎，出现鹅口疮时，可使用10%的制霉菌素液或2%～2.5%的碳酸氢钠溶液清洁口腔。

尿布皮炎

皮肤皱褶处发生溃烂，大小便浸湿的尿布未及时更换，长时间腹泻的新生宝宝容易出现尿布皮炎，这也是其哭闹的常见原因。

喂养不当

如喂奶过多、新生儿吞咽的空气过多、食物不能完全消化，引起胃部膨胀和呃逆，有时呕吐，而致哭闹。

新生儿乳糖不耐受

新生儿乳糖不耐受是由于乳糖酶缺乏或酶的活性减低而引起的以腹泻、腹胀为主要症状的胃肠道疾病，由于乳糖不能被完全分解，部分乳糖在肠道菌群的作用下产生了过多的气体，小宝宝就会出现肠胀气，从而出现哭闹。此时可以加用乳糖酶，或者换用无乳糖/低乳糖的配方奶粉等治疗。

牛奶蛋白过敏

牛奶蛋白过敏可涉及多器官或系统，主要累及皮肤和消化系统，表现为过敏性皮疹（荨麻疹、湿疹等）、呕吐、腹泻、肠胀气、肠痉挛等。宝宝同样会出现哭闹。单纯母乳喂养，母亲须规避牛奶及相关奶制品，必要时可选择深度水解蛋白配方奶或氨基酸水解配方奶。

肠套叠

肠套叠表现为阵发性剧烈哭闹，常伴呕吐、休克，可排出果酱样便或血便。也有的宝宝仅表现面色苍白、精神萎靡，不久即进入休克状态，此时反而哭闹不明显。

嵌顿疝

嵌顿疝表现为腹股沟、外阴部肿块（有的孩子肿块不明显），伴剧烈哭闹、呕吐、便血等症状。

泌尿系感染

泌尿系感染时，宝宝表现为排尿时哭闹，尿液也会混浊，甚至出现血尿，常常伴发热、尿道口可以出现红肿。

总之，当新生儿出现不易安抚的哭闹，尤其是精神差、吃奶能力差时，家长须高度警惕，注意以上几方面的情况，及时带宝宝到医院就医。

24. 如何观察宝宝的便便？

对宝宝的便便可以从形状、颜色、每次排便量、气味4个方面进行观察，同时结合宝宝的睡眠、食欲、体重增减等多个方面进行考虑。

正常新生儿出生后24小时内首次排胎便，为墨绿色。2～4天后转变为正常新生儿大便，即由深绿色转为黄色。出生24小时后，仍不见胎便排出，须积极寻找原因，如消化道畸形等。

母乳喂养的宝宝，其便便呈黄色或金黄色、状态均匀的膏状或糊状，可能偏稀，并且有些颜色会略偏绿。配方奶喂养的宝宝，便便会偏黏稠一点儿，颜色以浅黄色、淡黄色为主，偶伴有酸臭味。如果宝宝对奶粉中的铁元素吸收不完全，大便会呈绿色、墨绿色，颜色较深。

如果宝宝处于饥饿状态，宝宝的肠道蠕动就会加快，就容易出现绿色便便。同时也会有一些黏液，有的宝宝便便中还会有果冻状或黏液状的东西，这就是黏液便，若宝宝的便便里出现大量黏液，或者有脓性黏液，要及时采集大便样本进行化验，要考虑是否有炎症。若为蛋花汤样便，伴有精神状态不佳，宝宝可能患有肠炎，需要及时就医。

另外，还需要注意血便情况，如果是鲜红血丝且在大便表面，说明出血位置较低，如肛裂、直肠炎等。如果是血液混在大便中，并且颜色较为暗红，说明出血位置可能在小肠内，如肠套叠，就会出现果酱样大便，这些情况都建议及时就医。

如果便便呈灰白色，一般是没有胆汁参与消化，有可能是出现了胆道疾病，这种情况应立即就医。

家长须多留意宝宝的进食状况和排便状态，如果发现便便异样，要根据便便的形态及时调整宝宝的进食种类或及时送医。

25. 宝宝便秘怎么办?

在门诊，经常有一些焦急的母亲抱着宝宝来咨询："医生，宝宝已经好几天没有拉便便了，是不是便秘了？怎么办啊？"

宝宝便秘是一种常见症状，引发的因素较多，如配方粉喂养、环境温度过高都可能会出现。部分母乳喂养的宝宝会因为对母乳成分吸收良好，排便次数也会减少。当然，有一些肠道发育问题或内分泌疾病也会导致便秘的出现，如先天性巨结肠、甲状腺功能低下等。在诸多的病因中比较常见的原因还是功能性便秘。

功能性便秘的原因

饮食不足

宝宝进食太少时，消化吸收后，余渣就少，以致大便减少、变稠。奶中糖量不足时肠蠕动弱，可使大便干燥，饮食不足时间较久易引起营养不良，腹肌和肠肌张力减低，甚至萎缩、收缩力减弱，形成恶性循环，从而加重便秘。

食物成分不当

食物中蛋白质含量过多而碳水化合物不足时，肠道菌群对肠内容物发酵作用减少，大便易呈碱性且干燥，导致便秘。

克制排便

在婴儿期，由于饮食结构的变化，容易出现功能性消化不良，有的宝宝会出现粪便干硬，导致排便费力或疼痛，为避免这种排便不适，宝宝会出现尽力避免排便的行为，导致粪便潴留，造成结肠吸收更多的水分，使得大便干结、粪块巨大，疼痛使得宝宝克制排便行为进一步加重，形成恶性循环，导致长期便秘。

肠道功能失调

因为某些疾病，常用泻剂或灌肠、服用某些药物或患慢性病，如营养不良、佝偻病、高钙血症、皮肌炎、呆小病及先天性肌无力等，都可导致肠道功能失调而出现的便秘。

相关预防措施

饮食调节

宝宝大便减少、吃奶后无满足感、体重增长缓慢、尿量少等都是母乳不足的表现，此时应及时补充配方奶粉。同时也要注意母乳喂养的母亲要保证饮食均衡，多吃蔬菜、水果、粗粮，多喝水或粥，汤要适量，饮食不要太过油腻，以防乳汁中的脂肪过多，导致宝宝便秘。使用配方奶粉喂养时，必须严格按照配方调配，使用专用的奶粉勺，如浓度过高，宝宝也会出现便秘，严重时也存在引发便血的风险。6个月以上的婴儿便秘时可吃一些菜泥、水果泥等。含有多量纤维素的食物能促进肠蠕动，增加排便能力。

药物治疗

可以适当使用开塞露 。使用时先将开塞露的前端剪得光滑平整，避免损伤肛门或直肠，然后插入肛门、挤入药物。开塞露不宜经常使用，如果滥用会使宝宝产生依赖性，导致没有刺激就无法正常排便。而且一旦长时间频繁使用，会使肠壁对药物的敏感性减弱，导致药物失效。用两端圆滑如梭形的小肥皂条插入婴儿的直肠也能起到同样的作用。

此外，也可给宝宝做主动操、被动操或腹部按摩，以促进肠蠕动。可以肚脐为中心，顺时针按摩腹部数分钟以促进排便，按摩力度要适当。

26. 宝宝发生腹泻怎么办?

婴儿腹泻也是常见的症状之一,发生原因有很多,可分为感染性和非感染性两类。目前已知有较多的致病原可引起婴儿腹泻,如致泻性大肠杆菌、轮状病毒、诺如病毒等。非感染性腹泻主要由喂养不当或对某种食物成分过敏引起;某些脏器疾病导致消化功能紊乱,也会引起腹泻,如代谢性疾病、肝胆或胰腺疾病等。此外,婴儿的胃肠道发育不够成熟,各种酶的活性都未达到成人的水平,而婴儿所需的营养却很多,在不断从外界摄取营养的同时,脾胃的负担相对增大,再加上婴儿的免疫功能在发育中,尚不完善,这些原因都极易导致腹泻的发生。

生理性腹泻

生理性腹泻多发生在母乳喂养儿中,大便次数为5~7次/天,多为黄绿色稀便,宝宝情况良好。生长发育不受影响,合理添加辅食后可自愈。

饥饿性腹泻

饥饿性腹泻多见于长期喂养不足的宝宝,可因母乳不足或生理性腹泻、家长怕增加饮食后加重腹泻而限制辅食的添加而引起,如能逐渐添加饮食,腹泻可被纠正。

乳糖相关性腹泻(乳糖不耐受),少数是由于先天性乳糖酶缺乏,多数是继发性乳糖酶缺乏或活性低导致,如急性肠炎肠道感染时可能会较大面积地损伤小肠微绒毛,造成双糖酶,尤其是乳糖酶缺乏,母乳或配方粉乳糖不能完全被分解,未被分解的乳糖在肠道菌群的作用下,形成酸性物质及气体,引起渗透性腹泻,使腹泻迁延,此时采用去乳糖或低乳糖饮食(不含乳糖配方)喂养,或添加乳糖酶制剂,患儿症状可以得到缓解。

针对过敏性腹泻的婴儿,最多见牛奶蛋白过敏,如果诊断牛奶蛋白过敏,此时可以母亲饮食规避牛奶及奶制品,母亲规避饮食无效时可改用深度水解蛋白或氨基酸配方粉喂养。

感染性腹泻

若宝宝腹泻时，大便呈脓性或者是脓血样须注意细菌感染所致的肠炎；若出现稀水便、蛋花汤样便，须注意病毒感染所致肠炎，无论是哪种情况都应及时到医院就诊。

婴儿腹泻期间，母乳喂养儿可继续母乳喂养；人工喂养儿应根据具体情况调整配方奶粉，如考虑为乳糖不耐受的宝宝，可以加用乳糖酶或换用无乳糖/低乳糖配方奶粉。在腹泻期间，需要给宝宝补充一部分水分，尽量避免发生脱水。如果腹泻时间长，还需要补充锌制剂。

腹泻时间长或腹泻严重的患儿须注意肛周皮肤的护理，此时容易发生尿布皮炎，局部皮肤破溃，甚至引发肛周脓肿。

27. 缓解肠胀气的小妙招

Q

"宝宝夜里哼哼唧唧的，是肠胀气了吗？"

"如何判断我家宝宝是否有肠胀气？"

"如何缓解宝宝的肠胀气呢？"

"我怎么知道宝宝肠胀气是不是生病了呢？"

当宝宝肠胀气时，新手爸妈经常会束手无策，有时即使宝宝没有出现肠胀气，也会因为担心宝宝而产生焦虑情绪。下面我们就来了解一下发生肠胀气的原因。

通常情况下，宝宝出生2周以后就容易发生肠胀气，多数以2~3月龄为多见。

肠胀气的表现

肠胀气时，不仅会出现腹胀，还会伴有哭闹、吐奶、吃奶减少、四肢乱动、睡觉不安稳、精神状态差、放屁次数增多等症状。部分宝宝会出现大便性状异常的现象，如大便带泡沫等。

加重肠胀气的因素

■ 宝宝喂奶前明显哭闹或吃奶时哭闹着急，如果奶头包裹不严，就会导致吞入大量空气。

■ 喂养过饱，使宝宝的胃部过度膨胀、扩张。

■ 奶嘴孔径大小不合适，母亲乳头内陷或过大，造成过多空气被吸入宝宝的肚子。

■ 宝宝的性格容易激动、兴奋，哭闹或欢笑后喂奶。

何时需要就医

如果宝宝持续哭吵1～2小时，不能安抚，同时伴有呕吐、体温升高、腹胀、精神萎靡等情况，可能有疾病存在，须立即就医。

四招缓解肠胀气

第一招：拍嗝法

■ 靠肩拍嗝法（图1.15）：宝爸或宝妈先在肩上放一块小毛巾（以防宝宝排气溢奶时弄湿衣服），将宝宝竖抱在肩头，让宝宝的头靠在毛巾，脸侧放。

■ 坐位拍嗝法（图1.16）：将宝宝放在双腿上，一手托住宝宝的下巴及前胸，让头颈固定，使宝宝呈垂直坐姿。

拍嗝时，家长的手

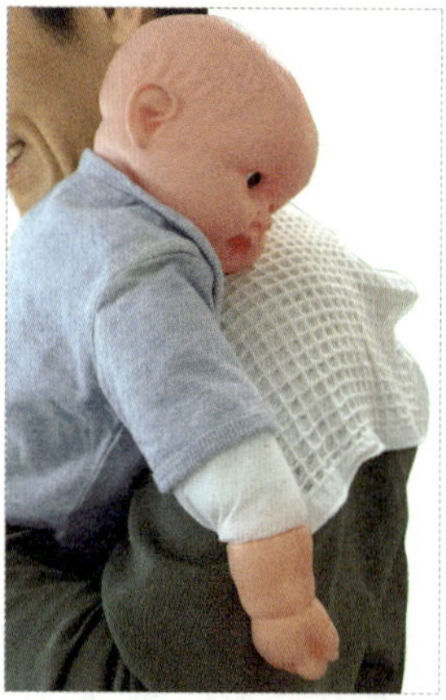

图1.15　靠肩拍嗝法

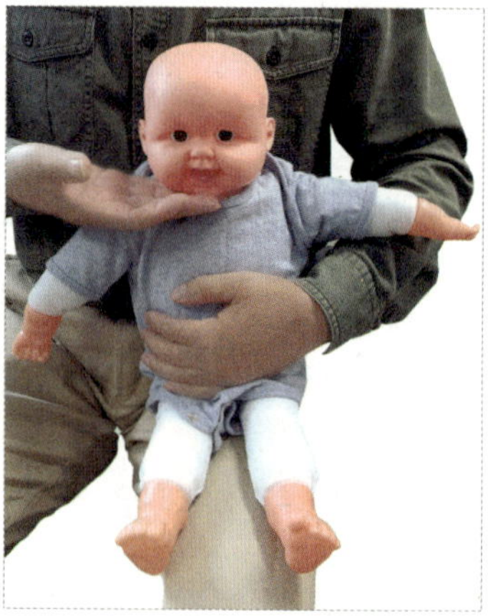

图1.16　坐位拍嗝法

呈空心状，拍背时，由下往上，并避开中间脊椎，避免拍背太久使宝宝觉得不舒服，也可用掌心画圆按摩，交替进行，帮助气体排出。

第二招：排气操（图1.17）

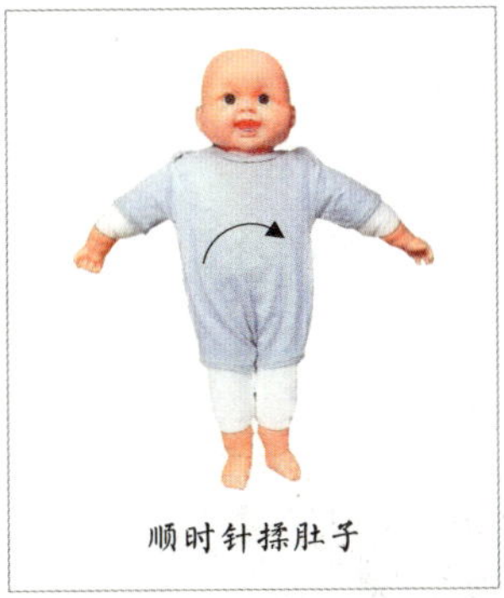

第1节　乾坤大挪移式

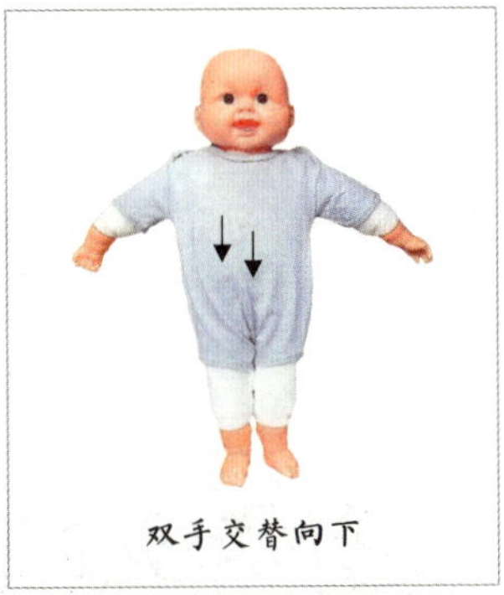

第2节　推心置腹式

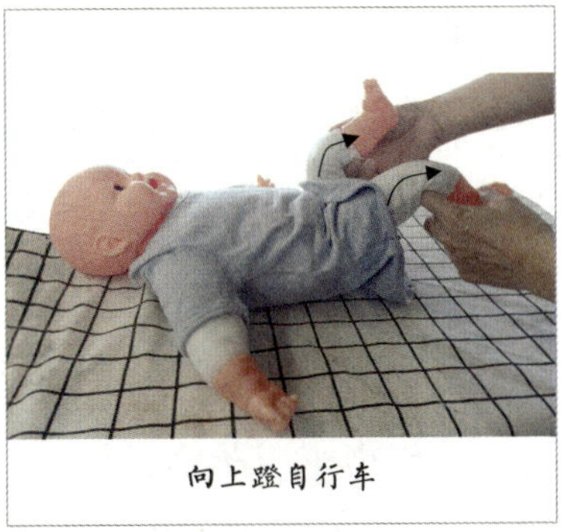

第3节　蹬单车式

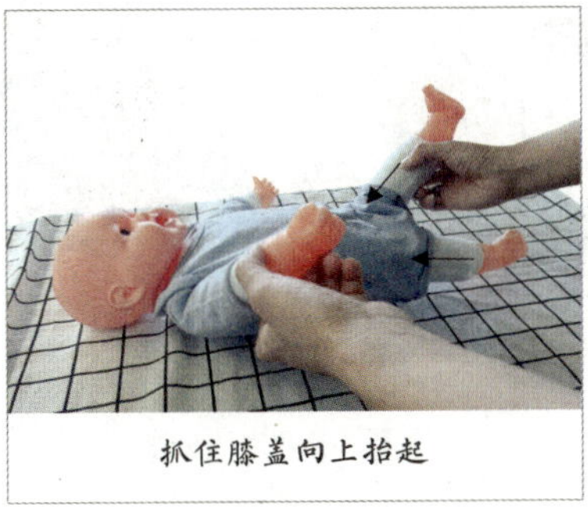

第4节　触膝式

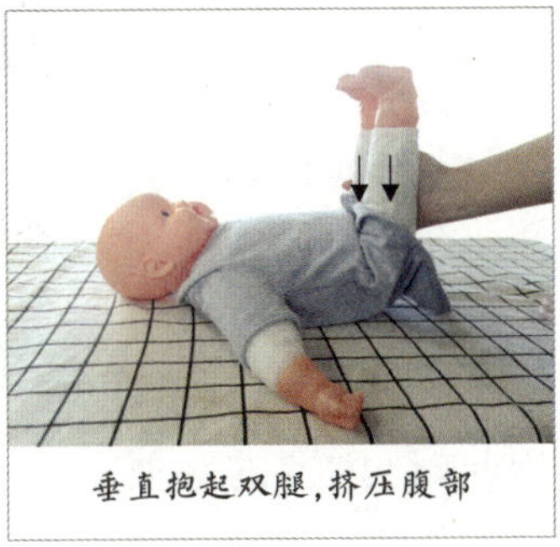

第5节　垂直抱腿式

图1.17　排气操

■ 第1节：乾坤大挪移式

以宝宝的肚脐为中心，手掌顺时针轻抚。一圈为一回合，做4~8个回合即可。

■ 第2节：推心置腹式

家长两手交替从宝宝的胸口开始，向下轻抚至大腿根，左右交替各做8次。再双手并排，从宝宝的胸口向下轻抚至大腿根，做8次。

■ 第3节：蹬单车式

握住宝宝的脚踝、小腿，让宝宝像蹬自行车一样，两腿交替压向腹部，左右交替各做8次。

■ 第4节：触膝式

一手抓宝宝的左膝盖，另一手抓宝宝的右侧手臂，同时向上抬起，尽量挨近，左右交替做8次。

■ 第5节：垂直抱腿式

垂直抱起宝宝的双腿，挤压腹部，做8次。

温馨提示：排气操适合小月龄宝宝做，一定要在吃奶0.5~1个小时后做，否则会吐奶。

第三招：飞机抱

飞机抱也叫肠痉挛抱法（图1.18），可以帮助宝宝排出胃内的空气、缓解肠痉挛引起的疼痛。一般1个月的宝宝就可以飞机抱了。一般由父亲来进行飞机抱，最好的时间是宝宝喂完奶后半个小时左右，持续的时间一般为3～5分钟，抱起时，宝宝的头要比脚略高一些。

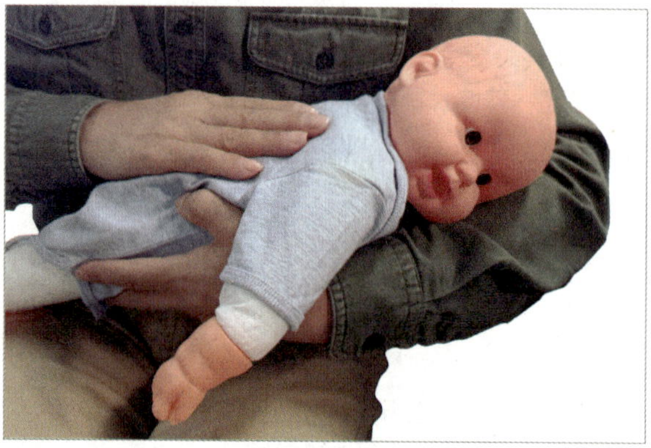

图1.18　飞机抱

■ 一手托好宝宝的头颈，另一只手从宝宝胸前穿过，托住宝宝的胸腹，让宝宝的身体趴在这只手的前臂上。

■ 托头颈的那只手确保宝宝头部侧过去，枕在自己的肘弯。前臂收拢，让宝宝身体侧面靠在自己身上，防止宝宝翻出去。

■ 护住宝宝头颅的那只手，可以在宝宝的背部进行轻拍和抚摸。

第四招：俯卧位

俯卧位可以缓解宝宝腹部胀气，加速肠道中过多气体的排出，另外，俯卧位还可以锻炼宝宝的背部、颈部和手臂力量，有助于生长发育，但是，俯卧位时家长必须看护宝宝，时间也不宜过长。

28. 如何判断宝宝的冷暖？

年轻的父母经常会问："宝宝需要穿多少衣服才合适？""如何判断宝宝到底觉得热还是冷？"有不少人可能会说，摸摸宝宝的手脚心，如果手脚心暖热就说明宝宝不冷，如果手脚心冰凉就说明冷；也有人说，宝宝头上不出汗就代表宝宝不热。这些判断方法都不准确，甚至有可能产生误导。

判断宝宝到底热不热，有个简单的方法：摸摸宝宝颈背部的皮肤，如果感觉较暖，就说明给孩子的穿戴或盖被已够。由于婴儿心脏收缩的力量相对成人较弱，正常情况下血液到达四肢末端即手指和脚趾相对较少，就会出现四肢末端稍凉的现象。如果平日四肢末端经常是暖热的，反而说明给宝宝穿戴或盖被可能过多。如果颈背部皮肤已经感觉潮潮的，出汗了（不需要等到汗流成一片），此时宝宝可能已经比较热了。这种情况下，需要减少盖被，还应补充水分。

婴儿对环境温度的要求比较高，一般新生儿可以置于22~24℃下，早产儿可以置于24~26℃下，尽量维持室温恒定在24~25℃，才能更好地保障婴儿的健康。如果温度过高，可能导致宝宝体温升高，出现发热（脱水热）现象。如果室温在20℃以下，宝宝可能会出现鼻子堵塞的现象，如果长时间温度过低，会发生寒冷损伤综合征，甚至出现"硬肿症"，此时应尽快就医。

29. 如何给宝宝洗澡？

宝宝出生后，为了宝宝的清洁和舒适，我们需要经常给宝宝洗澡，那么，如何正确地给宝宝洗澡呢？

1岁以下的婴儿，建议每周洗澡2~3次，这样既可以保持清洁，又不会过度清洁导致皮肤丧失油脂。频繁地洗澡，尤其是洗澡时不适当地使用刺激性肥皂，或者水温过高，都会引起洗澡后宝宝皮肤干燥。洗澡后，应该用毛巾轻轻拍干宝宝的身体，然后立刻涂抹不含香料的低致敏性润肤乳，或者婴儿润肤油，这样可以保护皮肤，同时也可以预防湿疹。

在脐带残端未脱落前，给宝宝沐浴可以使用护脐贴，也可以分段洗浴，进行擦浴，避免脐带直接接触到水。给婴儿擦浴前，接一盆水，准备一条经过反复冲洗的干净毛巾和一瓶婴儿专用沐浴液。用大浴巾将宝宝包好，只露出要擦洗的部位。先用没有蘸沐浴液的湿毛巾为其擦脸，然后蘸取沐浴液，继续清洗婴儿身体的其他部位。

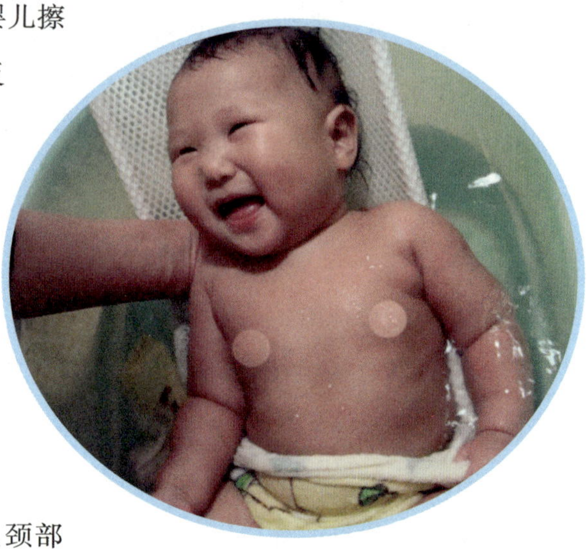

特别要注意清洗腋下、耳后、颈部等有皱褶的地方。如果宝宝是女婴，还应认真清洗外阴。若是男婴因存在生理性包茎，不必为了清洗而强行翻转包皮。强行翻转包皮可能会引起包皮损伤，严重时会出血。

若宝宝的脐部已经完全愈合，可以使用盆浴。给新生儿洗澡时，最好使用单独的婴儿浴盆（图 1.19）。把宝宝放进浴盆之前，切记要检查水温。一般建议婴儿的洗澡水温度控制在 37~40℃。给宝宝脱掉衣服后，应立即将其放到水里，用一只手托住宝宝的头，另一只手先将宝宝的脚慢慢放入水中。逐渐将臀部放入盆中，慢慢适应，一边洗澡，一边对宝宝说一些鼓励的话，同时轻轻地降低宝宝的身体。为了安全起见，宝宝身体的上半部分都要在水面之上，所以需要经常将温水泼在婴儿身上以保暖。用柔软的毛巾擦洗面部和头发，每周可以用 1~2 次洗发露。轻轻地按摩宝宝的整个头部，注意不要按压前囟门。冲洗宝宝头上的洗发露时，用手挡住宝宝的前额，以便使带泡沫的水流向两边，避免进入宝宝的眼睛。万一带泡沫的水进入宝宝的眼睛，可以拿毛巾蘸微温的清水轻轻地擦拭眼睛，直到把残余的泡沫都擦干净，宝宝会重新睁开眼睛。最后，从上至下将宝宝身体的其他部分洗干净。推荐使用连帽婴儿浴巾，以防止宝宝洗澡后头部受凉。

洗澡后，用干净的棉签轻轻吸干脐带周围的水分。

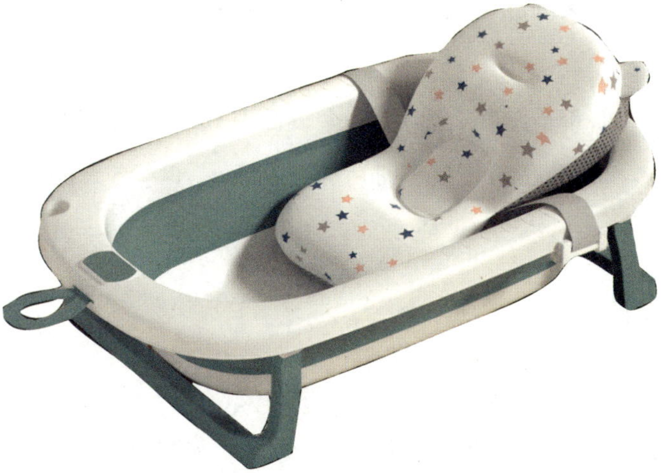

图 1.19　婴儿浴盆

30. 脐带迟迟未掉怎么办？

Q

"我们每天都严格消毒宝宝的脐带，为什么没有脱落的迹象呢？"

"为什么我们把脐带保护得严严实实，脐带却总是有渗血和血痂呢？"

在新生儿科门诊，我们常常会遇到这种情况，宝宝快满月了，脐带还没有脱落，家长非常着急，却又束手无策。很多家长说，我们都是严格按照医生的交代，每天消毒，但是宝宝的脐带仍然会出现各种问题。

关于脐带

宝宝出生前，脐带是宝宝和母亲之间的纽带，它是连接胎儿和胎盘的管状结构，由两条动脉和一条静脉构成。宝宝靠脐带获得营养及氧气，同样靠它将代谢废物运走。

宝宝出生后，脐带被结扎，会留下一个创面，一般情况下，脐带的结扎位置是距离脐带根部1cm。脐带在结扎数小时后会逐渐干瘪，5～15天内自然脱落，2～3周后脐部自愈。

脐带脱落延迟

对于脐带脱落的具体时间并没有严格的要求。一般认为，如果新生儿脐带超过3周（21天）没有脱落，称为脐带脱落延迟。如果超过30天仍未脱落，建议找专业医生就诊保持脐部的干燥和脐部的清洁，预防脐部感染，能促进脐部的脱落。

但是，如果脐带被护理得太“好”了，也会导致脐带延迟脱落。因为过度消毒有可能杀死帮助脐部干燥和脱落的细菌，从而造成脐部延迟脱落。但脐部的常规消毒护理是必要的，因此，脐带护理的重点是清洁，而不是过度消毒。

如何清洁和消毒脐带

脐带消毒每天1～2次即可。如果宝宝的脐轮不红肿，没有渗液及特殊气味，则不需要频繁护理。

消毒前应洗净双手，一手轻轻提起脐带结扎部位，另一手用碘伏棉签或用酒精棉签充分擦拭脐根与周围组织相连之处，从脐根部开始，由内向外螺旋式擦拭，避免来回擦拭造成交叉感染。一根棉签围绕脐根消毒一圈后需要更换，不可重复使用，如此重复2～3遍。

使用纸尿裤时尽量不要遮盖脐部，以免尿液浸湿脐部引起感染，如果有浸湿，要及时予以碘伏擦拭消毒。

新生儿脐带未脱落前在沐浴时可以将防水贴贴于脐部，沐浴后及时去除，并按上述方法消毒脐部。

脐带刚脱落时，会有少许渗液，可按照以上方法消毒2～3天，以保持脐窝的清洁、干燥。

脐带常见问题

脐部渗血

■ 最常见的原因是由衣物或尿布摩擦刺激所致，或者残端结扎得不够紧，均可导致脐带残端渗血。

■ 脐带残端的轻微出血通常不严重，在出生后的前几周内会自行恢复。

■ 如果出血严重、出血量大，需要前往医院就诊。例如，可能由于凝血功能异常或局部感染引起脐部出血，如维生素K_1缺乏。

脐炎

■ 脐炎是一种脐和脐周围组织的感染，表现为脐带残端排出脓性分泌物，分泌物可有臭味，脐周变硬、发红，局部温度也可以升高。

■ 如果宝宝症状轻微，可以通过局部消毒，外用莫匹罗星等药物治疗。一旦宝宝出现嗜睡、发热、易激惹和喂养困难等全身性表现，提示可能存在严重的感染或并发症，需要立即就医。

正常脐带残端的颜色是微黄色的，那么如何区别脓性分泌物和正常的残端呢？简单的方法是家长可以用棉签蘸一下。脐带部分干瘪脱落后，脐窝里面的黄色的残留是一个整体，不能轻易被棉签蘸出，有时候会有渗液，也能用棉签蘸出来一点儿，如果脐带周围无红肿表现，闻着也没有特殊味道，则不提示是脓液。

脐部肿物

很多脐部问题是在脐带脱落以后才被发现的。新生儿常见的脐部肿物包括脐茸、脐肉芽肿（图1.20）等。脐带在愈合过程中，一旦受到刺激，会反应性地增生，在脐部出现肉芽组织。脐肉芽肿是一种柔软、湿润、粉色、有蒂的脆性肉芽组织病变，大小不一，脐茸是在脐带脱落以后，创面上出现的樱红色、表面光滑、息肉样的肿物，有时候会有黏液分泌，是一种先天性疾病，也称为脐息肉。它是胚胎残余组织(卵黄管残余)的增生物。

一般情况下，发现脐部肿物需要前往医院进一步诊治。

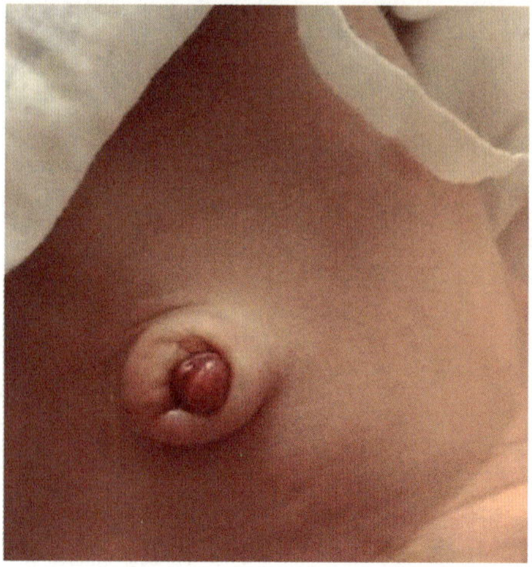

图 1.20 脐部肿物

脐尿管异常

脐尿管是在胚胎时期连接胎儿脐部和尿管(膀胱的雏形)的通道。脐尿管在出生前应该自行闭锁，如果没有闭合就会发生一系列先天畸形，如脐尿管瘘、脐尿管囊肿等。脐带脱落之后，如果宝宝的脐部出现持续潮湿或有分泌物，此时，可能会引发感染。脐尿管的异常时必须到医院就医。

31. 宝宝的口腔能擦吗?

作为家长，注意个人卫生和宝宝的卫生，是非常好的生活习惯，但不要盲目地给宝宝清理，如宝宝的口腔清洁就有很多学问。给婴儿进行口腔清洁可以维持良好的口腔卫生，为乳牙的萌出提供一个较好的生长环境，还可以避免乳汁凝块和辅食残渣滞留在口腔内，从而引发口腔异味，以及预防牙龈炎等口腔炎症。但是，新生儿的口腔清洁要谨慎，不能用纱布、手帕、棉签等来擦洗口腔黏膜，因为这种做法很容易损伤口腔黏膜，增加引发细菌感染的风险，如引发口腔炎、上颌骨髓炎等，严重时还会引起全身感染(如败血症)。

首先我们要知道的是，新生儿的口腔是不需要清洗的，因为新生宝宝没有长牙齿，口腔里的唾液有一定的杀菌作用，自身就能起到清洗的作用。有的新生宝宝牙龈上可以见到“马牙”，医学上称之为上皮角化珠，这个现象无须特殊处理。家长可以定时给新生儿喂一些白开水，起到冲洗的作用，这样就能清洁口腔中的分泌物了。很多家长不敢给宝宝喂白开水，认为会发生水中毒，这是没有科学依据的。另外，应注意在喂奶前母亲手和乳头的清洁。

对于宝宝的口腔应注意观察，由于多种原因，有的宝宝在口腔中会出现鹅口疮。鹅口疮会发生在口腔的任何部位，呈白色，是类似于奶块的膜状物，不易擦去，并且宝宝烦躁、吃奶时哭闹、流涎，甚至有低热等症状，这有可能是被真菌感染而引发的鹅口疮（图1.21）。遇到这种情况时，千万不要自己用纱布去擦，应当带宝宝积极就医。

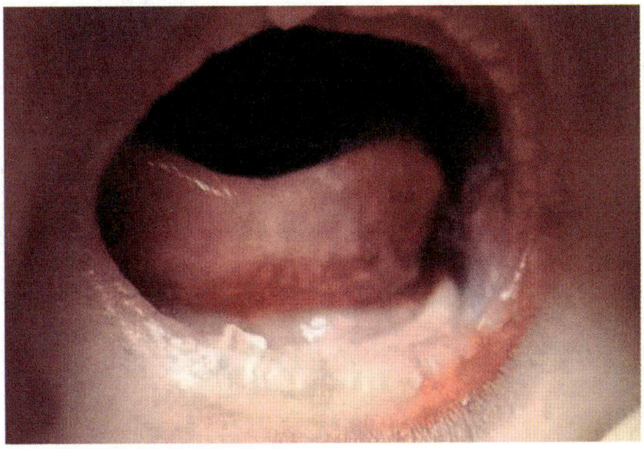

图1.21　鹅口疮

32. 宝宝是个“小黄人”

宝宝在出生后脐带结扎至满28天期间出现的黄疸，称为新生儿黄疸。新生儿黄疸是新生儿一种常见的表现，临床上约有85%的足月儿及多数早产儿在出生后一周内出现黄疸，最先发生于巩膜，逐渐出现于颜面及全身。有些宝宝会伴有食欲缺乏、不安躁动等。新生儿出生时体内红细胞“寿命短”，产生的胆红素比较多；新生儿的肝脏功能发育尚未完善，致使其胆红素转化速度慢；新生儿的肠道功能比较特殊，已排出到肠道的胆红素还可以被重新吸收入血。这些原因都导致了新生儿容易出现黄疸。这种黄疸具体分为生理性及病理性两种类型。尤其是早期新生儿黄疸，既可以是正常发育过程中出现的症状，也可以是某些疾病的表现，如先天性甲状腺功能减低、遗传代谢性疾病、新生儿溶血症等都是病理性的，严重者存在脑损伤的风险，一旦发生，可能会遗留神经系统后遗症。

黄疸的正常值要根据宝宝的胎龄、出生后日龄及围生期是否存在高危因素等多方面来进行综合判定。首先是生理性黄疸，如果宝宝是足月儿，黄疸多数在2～3天开始出现，出现5天左右达到高峰，6～7天开始消退，一般在出生后2周内消退，早产儿一般4周内消退。这种黄疸数值不会太高，如果数值过高，则并非生理性黄疸。具体黄疸指标目前以小时百分位图来表示。生理性黄疸通常不需要进行特殊治疗，可为宝宝提供阳光充足的房间，并且密切观察即可。病理性黄疸可就不一样了，往往会出现胆红素持续升高，持续不消退或者退而复现等症状。如果是早期病理性黄疸，严重时可能会引发胆红性脑损伤，而此时宝宝的表现没有特异性，可能的临床表现有嗜睡、吃奶差、少哭少动、肌张力低下、黄疸进行性加重、严重的脑损伤即核黄疸导致智力低下、听力障碍、牙釉质破坏、眼球震颤、语言、运动功能障碍等。母乳喂养也与黄疸有关，早期新生儿(<7天)可能与生后早期母乳喂养不足或新生儿喂养不足有关，导致宝宝摄入不足，可以引起体重下降、胎便排出时间延长、黄疸加重，此时要注意增加宝宝的喂养。如果母乳分泌不足，可采用母乳添加配方奶的喂养形式，而不是一味等待母乳，这样能够有效提高新生儿的喂养效果，也能改善黄疸。但病理性黄疸一般出现早，程度重或在生理性黄疸消退后重新出现，黄疸颜色为暗黄等，此时应积极到医院进行检查及治疗。治疗方法主要是用光照疗法，但如果新生儿黄疸比较严重，或经过光照疗法后胆红素水平仍保持较高的水平，甚至持续升高，则要考虑采取注射白蛋白、免疫球蛋白或换血等疗法。

对于黄疸的治疗根据病因的不同而异。蓝光治疗是退黄的一种治疗手段，但也是有适应证和不良反应的，建议由医生判定。

33. 如何测量宝宝的“三围”？

宝宝的“三围”，和成人的“三围”含义不一样，是指“头围、胸围、腹围”。

那么，为什么要给宝宝量“三围”呢？因为在婴儿早期，特别对于早产儿，可以通过测量“三围”来判断身体的生长发育情况。家长们可以通过定期测量、对比测量数据来观察宝宝的发育状况。

“三围”的意义

头围

头围可以反映宝宝大脑及颅骨的发育情况。通常宝宝出生时头围有33~35cm，出生后的3个月头围增长最快，1岁时可以达到46cm，2岁时头围在48cm左右，2岁以后头围的增长速度逐渐变慢。

如果当宝宝的头围比同月龄、同性别的孩子小2个“标准差”，同时宝宝平时的生长发育、肢体动作、语言能力等都比同龄的孩子表现差，这可能是宝宝脑部发育异常的信号，提示宝宝可能存在发育落后，家长需要带宝宝去医院检查了。

如果宝宝的头围出现异常增大或伴随哭闹不止、眼球运动异常等现象，也要尽早带孩子去医院检查，以排除脑部疾病。

胸围

胸围与宝宝胸腔内各个脏器的发育有着密切的关系。正常新生儿的胸围比头围小1~2cm，随着宝宝的成长不断增大，1岁时胸围约等于头围，此后胸围的增长速度会超过头围。

如果家长发现宝宝胸部的形状不正常，两侧胸部发育不一样，有异常的隆起或凹陷，要尽快带宝宝去医院进行诊治。

腹围

腹围与宝宝腹腔内各个脏器的发育及腹部疾病有着重要的联系。2岁以前腹围和胸围大致相等,2岁以后腹围小于胸围。

当宝宝腹部膨隆,像个“大皮球”,腹壁表面发红,可以隐约看到血管的样子,提示宝宝可能患有腹部疾病,要尽早就医检查。当小宝贝的腹部有明显的凹陷,像小船一样,可能是由脱水或营养不良造成的。

如何测量“三围”

头围

将宝宝平放在柔软平坦的平台上,宝妈拿着软尺站在宝宝的右前方,宝爸负责固定宝宝小脑袋,不让宝宝乱动,然后找到眉弓的位置,也就是眉毛最高的地方,将软尺围着眉弓,绕到后脑勺凸出最明显的地方(医学上称之为枕骨粗隆),绕一圈读数并记录数据。

胸围

在保证环境温度适宜、做好保暖措施的情况下,先将宝宝的衣服脱掉。宝爸负责固定宝宝的胸部,宝妈将软尺连线两侧乳头齐平处,水平绕胸部一圈,读数并记录下数据。

腹围

同样,在保证宝宝不会着凉的情况下,把宝宝的衣服脱去。宝妈将软尺的零刻度固定在宝宝的肚脐上方边缘,绕宝宝腹部一圈,读取数据并记录。

注意事项

■ 所得的数据都要保留至0.1cm。

■ 测量的时候宝爸宝妈需要一起配合,宝爸可以负责扶着宝宝,宝妈来测量。

■ 手上用力不要过紧或过松,这样容易导致数据偏小或偏大。

■ 测量时要将宝宝的头发捋顺、拨开,解开衣服,并脱掉纸尿裤。

■ 宝宝的发育是一个持续的动态过程,所有标准都以平均值为参考,现实中每个宝宝的发育会有个体差异。

■ 当家长在家中测量后发现宝宝的三围大小有异常时，不能仅凭在家中的测量结果就妄下结论，应该带宝宝去医院进行专业的测量。

34. 宝宝的发育达标吗？

每个宝宝都有自己的生长规律，观察宝宝生长得好不好、营养发育是否达标，不建议看某一次体检时的体重、身长、头围，而建议给宝宝绘制生长曲线。目前最普遍使用的是世界卫生组织（WHO）的生长曲线（图1.22）和根据2005年我国九省市儿童体格发育调查数据制定的生长曲线，早产儿则使用Fenton早产儿生长曲线（图1.23和图1.24）。

足月儿0～12月龄每2个月测量1次，1岁以后在15、18、28月龄各测量1次。早产儿一般在矫正胎龄6月龄以内每月体检1次，矫正胎龄7～12月龄内至少每2个月体检1次。在生长曲线图中画点时，在图表下方找到宝宝对应的年龄，顺着向上找到对应的头围、身长、体重的水平线，在交点位置做一个明显的记号。定期、连续测量比一次数据更重要。

正常范围：因个体差异，在第3百分位线和第97百分位线之间属正常；生长波动：生长曲线偏离原稳定的生长轨道超过1条主百分位线，需要适当增加生长检测频率；生长异常：生长曲线低于第3百分位线或高于第97百分位线，或生长曲线偏离原稳定的生长轨道超过2条主百分位线。

如果宝宝的体重、身长数值一直偏低，出现了生长异常，要引起重视，需要到医院评估，找到原因及时纠正。

体重与年龄曲线(女孩)

0~2岁(百分位)　　世界卫生组织儿童生长标准

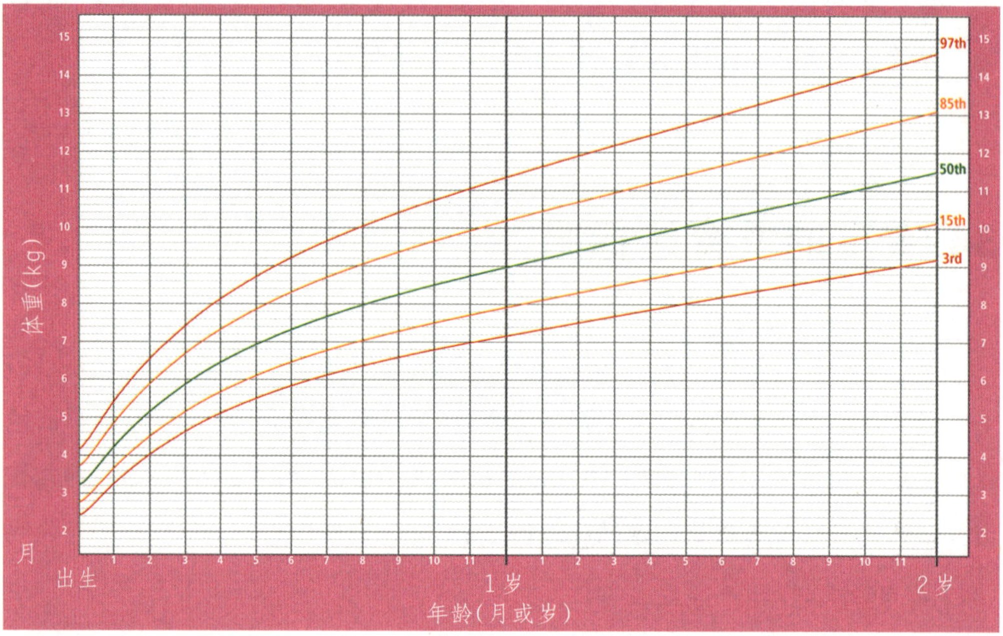

体重与年龄曲线(男孩)

0~2岁(百分位)　　世界卫生组织儿童生长标准

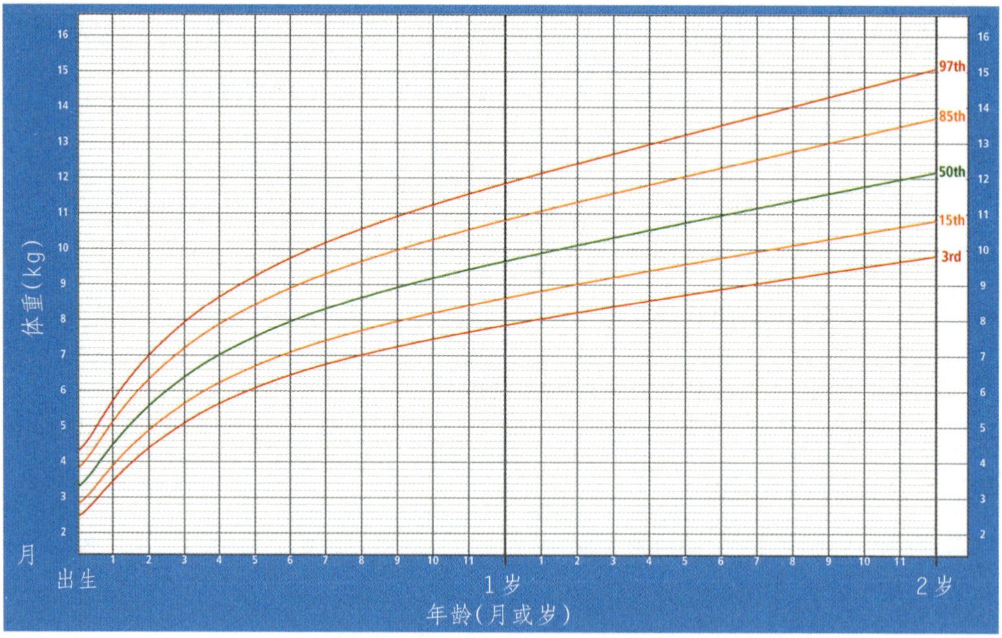

图1.22　WHO儿童生长曲线图(体重)

Fenton早产儿生长曲线图——男孩

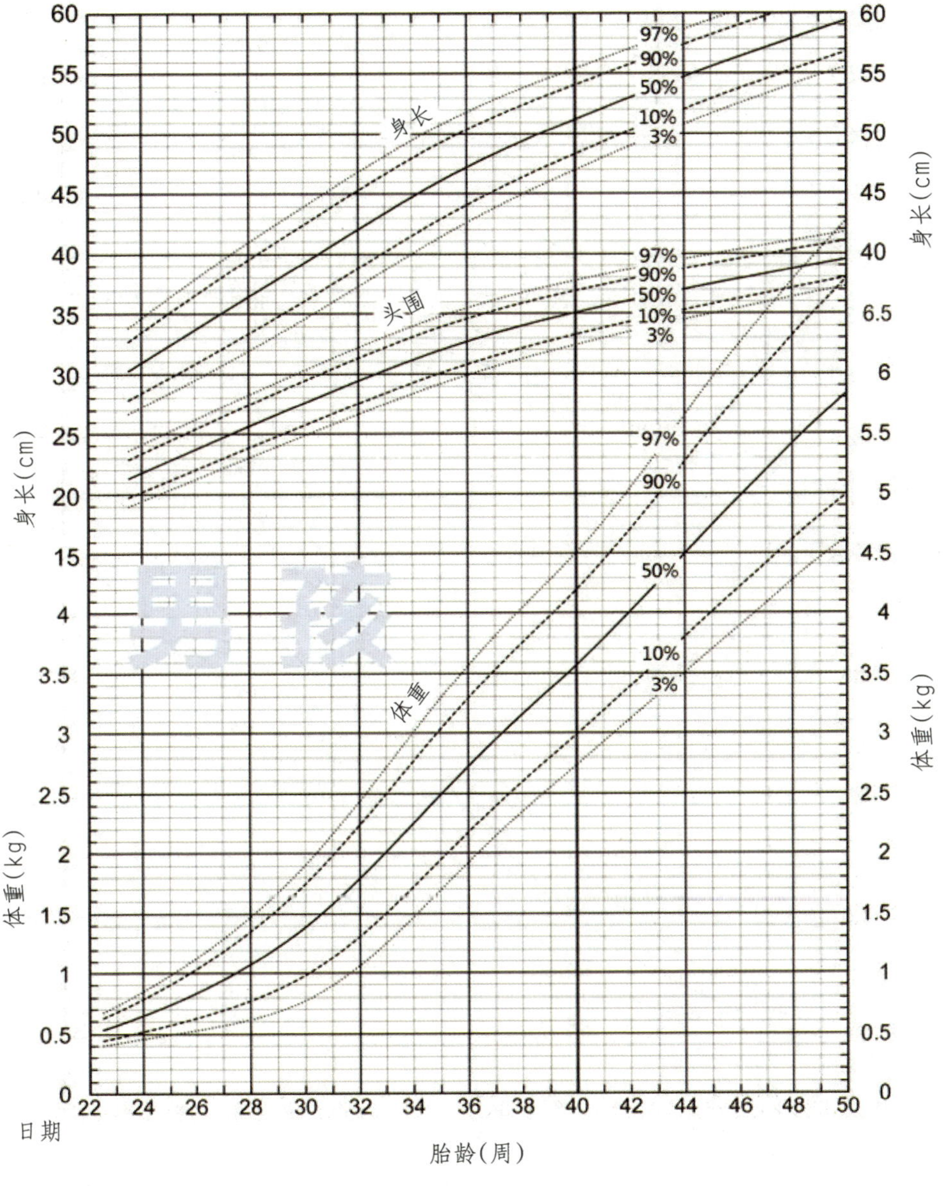

图1.23 Fenton早产儿生长曲线图(2013)(男孩)

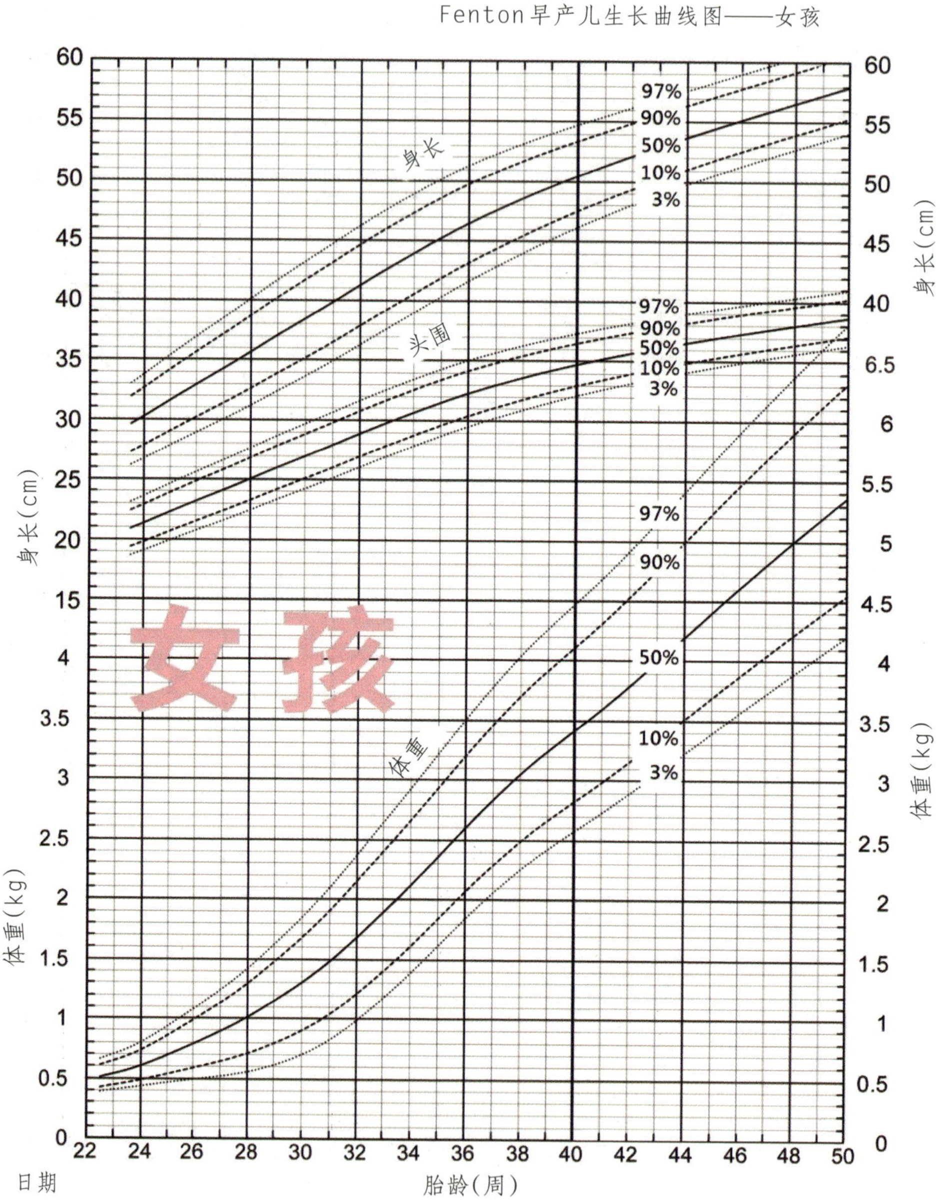

图1.24　Fenton早产儿生长曲线图(2013)(女孩)

35. 新生儿足底血筛查的重要性

新生儿足底血筛查的目的主要是加强新生儿疾病的防治，保证优生优育，使我国人口素质得到提高。相关规定指出，新生儿的出生时间在72小时以上，并且喂养达到7次后，需要通过足底采血的方式筛查苯丙酮尿症及先天性甲状腺功能低下，以便早期发现并早期治疗。足底血筛查的这两种疾病属于代谢性疾病，容易造成宝宝的智力严重低下。遗传代谢性疾病表现复杂，会造成体内任何器官和系统的损害，患儿在新生儿期常没有特别的临床表现，容易漏诊和误诊，一旦出现异常，对身体和智力的损害不可逆转，为了避免失去治疗机会，所以要对新生儿足底血进行筛查。如果在新生儿期早发现、早诊断、早治疗，就可以避免对宝宝造成严重的伤害。

一般足底血筛查在产院完成，半个月左右出检查结果，如果初筛没有通过，需要做进一步检查，如甲状腺功能、遗传代谢性血尿筛查，甚至是基因检测等。该筛查仅需从足跟采集少量血液，对宝宝的伤害很小，家长不必过于担心；另外，我国南方的一些省市，在足底血筛查时，还会筛查G-6-Pd酶缺陷等，这与某些地区高发性疾病及各地区相关规定有关，但苯丙酮酸尿症和甲状腺功能低下是全国范围内都进行的新生儿筛查。

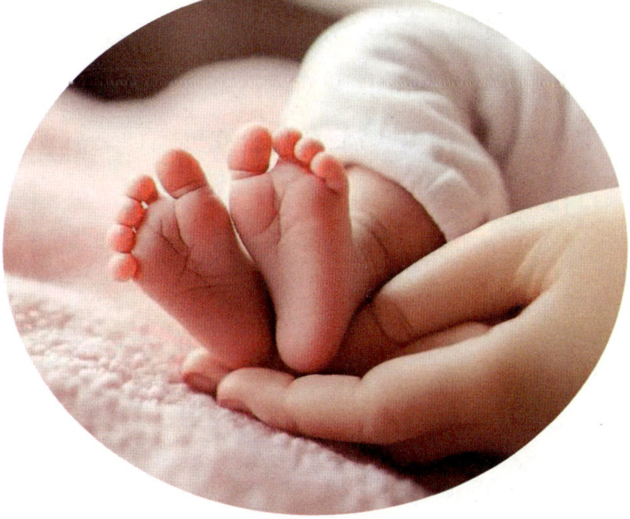

36. 宝宝发热能吃退热剂吗？

作为家庭的新成员，新生儿的到来对于全家人来说是充满喜悦的，新生宝宝容易受到各种因素的影响而导致生病，这里主要讲述判断新生儿发热及家庭治疗新生儿发热的方法。

新生儿发热也是新生儿期经常会发生的，一般情况下，宝宝发热时会出现脸红、呼吸频率增快，有部分宝宝不愿吃奶、烦躁、易哭闹，家长可以使用体温计为其测量体温。目前市面上的体温计有很多种类，如电子体温计，是宝宝比较容易接受的，但是其测量的准确度与水银体温计相比较不够稳定，最好还是使用水银体温计测量体温。可以将体温计夹在宝宝的腋下，测量3～5分钟，读取体温计的数值，在测量过程中尽可能保证宝宝处于安静状态，若宝宝在测量体温的过程中出现哭闹，会导致测量数值偏高。但多数宝宝不能完全配合整个测温过程，这就更需要家长有足够的耐心，通过安抚使其情绪稳定。如果在包裹适中、室温正常的情况下，宝宝的腋温超过37.5℃，提示宝宝处于发热中。发热是新生儿常见症状之一，由于新生儿的免疫系统有待进一步发育和完善，在细菌和病毒等病原侵入体内的情况下，会容易导致发热。切记不能在家中擅自给宝宝测肛温。

目前的退热剂有两大类，分别是对乙酰氨基酚和布洛芬。对于≥3月龄且<6月龄的宝宝，通常使用对乙酰氨基酚；对于≥6月龄的宝宝，对乙酰氨基酚及布洛芬都可以使用，建议优选对乙酰氨基酚，因为对乙酰氨基酚有更长期的安全追踪记录。一般<3月龄的宝宝不推荐使用退热剂，处理方式以物理降温为主，物理降温包括减少包被、温水浴降温等。酒精浴禁止用于新生儿和小婴儿。

新生儿的体温调节中枢发育不完善，当环境温度过高或包被过多时，也可以出现发热，因此，新生宝宝的房间需要调整到适宜的温度。

37.生病的宝宝可以接种疫苗吗?

Q

"我家宝宝有黄疸,能否接种疫苗?"

"我家宝宝存在过敏性问题,能否接种疫苗?"

"我家宝宝正在口服免疫抑制剂,能否接种疫苗?"

"我家宝宝有先天性疾病,能否接种疫苗?"

小宝宝的免疫系统尚未发育完全,自身免疫力较弱,通过疫苗接种能激发宝宝自身产生抗体,减少疾病的发生。如果宝宝正处于生病期间,一般是不建议疫苗接种的,否则不仅会对疫苗的功效产生影响,还有可能对身体造成伤害。如果宝宝有发热(特别是新生儿)、皮疹等过敏性反应,很难判断这是由宝宝自身的疾病引起,还是由注射后不良反应引起,很容易误判和拖延治疗。因此,待宝宝身体恢复健康之后再接种疫苗相对安全。健康的宝宝出生后就需要开始接种疫苗,因个人体质不同,部分宝宝在疫苗接种后会出现异常反应,如发热、皮疹、食欲减退、胃肠道不适等症状,多为接种疫苗后的正常反应,一般不需要特殊治疗,2~3天就可自愈。如果因为生病未能如期接种疫苗,可以延期接种。在接种时,可以选择适当的方式来转移宝宝的注意力,帮助宝宝放松心情,因为过于紧张的心情会导致肌肉紧绷,导致注射困难或增加疼痛感。疫苗接种后,在医院观察30分钟,这是因为大部分不良反应会发生在30分钟内,应该严格坚持留观30分钟后再离开。接种后3天内应该保持接种位置的干燥、清洁等。对于接种疫苗后出现局部皮肤红肿但未破溃的宝宝,可行局部冰敷,若症状不见好转或出现皮肤溃烂,则应该及时就医,明确病因。在疫苗接种后,一般医生会告知家长下次接种的时间,家长一定要牢记接种时间。疫苗时间可顺延推迟,但是一般不提前。

38. 宝宝出现打嗝怎么处理？

很多宝宝经常会出现打嗝的情况，打嗝是由横膈受到刺激引起痉挛所致。处理方法如下。

■ 将宝宝竖着抱起来，轻拍宝宝的后背，然后喂少量温开水。

■ 用一只手的食指尖在宝宝嘴边或耳边轻轻地挠痒，挠到宝宝发出哭声，打嗝的声音自然就会消失。因为嘴边或耳边的神经比较敏感，挠痒可以使宝宝嘴边的神经放松，打嗝也就停止了。

■ 如果是因为着凉而引起打嗝，家长应先抱起宝宝，然后轻轻地拍其后背，再喂一点儿温开水。睡觉的时候给宝宝的胸脯或小肚子盖上保暖的衣被等。

■ 如果新生儿因为吃奶太急、太多或奶水太凉而引起打嗝，可先将宝宝抱起，刺激宝宝的脚底，让宝宝哭可以使宝宝的膈肌收缩突然停止，从而停止打嗝。

■ 可以试试给宝宝听轻松愉快的音乐，或在宝宝不停打嗝的时候，用颜色鲜艳、会发出声音的玩具来逗引宝宝，以转移宝宝的注意力而使其停止打嗝。

39. 恼人的红屁屁

小宝宝皮肤娇嫩，直接接触尿布的部位，如臀部、小腹、外生殖器和大腿根部，受到尿液和粪便的刺激就容易产生皮肤红疹，甚至破溃的现象，我们也称之为尿布皮炎或尿布疹。

尿布皮炎病因

■ 新生儿皮肤娇嫩，角质层薄，皮肤屏障功能差。

■ 尿布更换不及时，尿液粪便刺激局部皮肤。

■ 腹泻时大便次数增多，擦臀次数多。

尿布皮炎分度

■ 轻度：范围小，局部皮肤潮红，伴少量皮疹。

■ 中度：范围大，皮肤潮红伴局部皮疹、破溃、脱皮。

■ 重度：范围广，皮肤大面积潮红、皮疹，伴较大面积的糜烂和表皮剥脱及渗液。

预防尿布皮炎

■ 勤换尿布：首先也是最重要的一点就是勤换尿布，定时检查皮肤情况，在宝宝的尿布弄脏或弄湿后，及时更换新的尿布是防止尿布疹的最主要措施。

■ 保持臀部干燥：尿布一般在奶前更换，坚持每次宝宝排便都清洗屁股，用温水冲洗会阴、肛门和腹股沟褶皱处，为避免不必要的摩擦，用毛巾轻轻拍干尿布区。也可以用无芳香剂且无酒精的婴儿湿巾作为水和布的替代品，但如果皮肤出现刺激性反应或破损，则应停用婴儿湿巾。

■ 护臀霜：每次换完尿布后，在宝宝小屁股上涂上一层护臀产品，如氧化锌软膏、鞣酸软膏、凡士林油膏等。减少大便对于皮肤的刺激，隔离粪便中的刺激性物质及细菌病毒，同时舒缓修护娇嫩的臀部肌肤，减少和降低红屁屁相关症状。

■ 纸尿裤：选择质地柔软、透气性好、吸水性强的纸尿裤。超强吸水性的纸尿裤可以将尿布中多余的水分吸走，从而保持皮肤的干燥。穿戴纸尿裤时，必须大小合适，不要包得太紧，否则会影响局部空气流通，减少水分的排出和吸收。另外，注意纸尿裤不宜穿戴过久，需要及时更换。

治疗尿布皮炎

涂抹药膏治疗

如果宝宝的臀部发生破溃，需要让宝宝发生破溃的皮肤在空中暴露及晒干，必要时可以涂抹莫匹罗星软膏或红霉素软膏治疗。

严重时需就医

当宝宝红疹严重时，建议把宝宝带到正规医院接受检查治疗，避免延误治疗。

注意事项

禁止使用爽身粉扑在臀部

爽身粉的成分含滑石粉、硼酸和香料，作用是吸收汗液、滑爽皮肤。当爽身粉被扑在臀部，被患儿尿湿后，会形成颗粒状物体，堵塞汗腺，导致皮肤发红。

倡导母乳喂养

母乳易吸收，相比由配方奶粉喂养的婴儿，母乳喂养婴儿的尿布皮炎发病率更低，原因可能是母乳喂养的婴儿大便pH值较低，产生的排泄物对臀部刺激小，能有效降低新生儿红臀的发病风险。但在喂养过程中要合理安排母亲的饮食，以均衡饮食为主，严禁辛辣食物，提高母乳的质量。

第2章 新手爸妈的喂养小窍门

- 哺乳
- 补水
- 冲泡
- 吐奶
- 黄疸

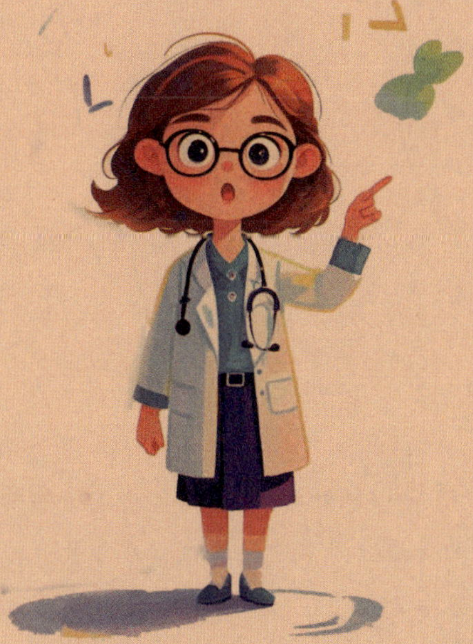

40. 宝宝的第一口食物

新生宝宝出生后第一口最好的食物是母乳。母乳喂养是新生宝宝发育和成长的最佳选择。那么，母乳究竟好在哪里呢？

对宝宝的好处

■ 营养丰富、各成分比例适宜，有助于宝宝的神经系统发育，促进肠道蠕动，易于消化吸收，适应新生宝宝的肾脏功能，降低过敏风险。

■ 对酸碱的缓冲力小，不影响胃液酸度，有利于消化酶发挥作用；含有不可替代的免疫成分，提高免疫力，保护宝宝免受感染性疾病的侵袭，促进免疫功能的成熟。

对宝妈的好处

■ 促进子宫收缩，减轻产后出血，加速子宫复原，减少再受孕的机会。

■ 避免乳腺癌、卵巢癌等疾病的发生，促使宝妈的体能及体形更快恢复。

对其他家庭成员的好处

■ 母乳随时供应，减少育儿费用。

■ 节约照护新生儿的时间。

母乳是不是比你预想的更重要？母乳是满足宝宝生理和心理发育最好的食物，对宝宝的健康生长发育有不可替代的作用。

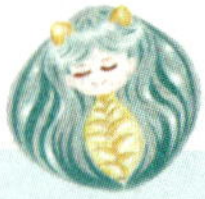

麒麟宝宝课堂

母乳中的维生素D含量较低，母乳喂养的婴儿应补充维生素D，并应该尽早进行户外活动，促进皮肤的光照和维生素D的合成。母乳中的维生素K含量也较低，哺乳期女性除了应合理膳食，多吃蔬菜、水果以外，还应适当补充维生素K，以提高母乳中维生素K的含量。

41. 母乳是如何形成的？

女性的身体在产后会分泌母乳，母乳的量有多有少。了解母乳的分泌过程，有助于实现母婴之间的供需平衡。

调节母乳的分泌需要多种激素共同参与，其中最重要的两种激素是脑垂体分泌的泌乳素和催产素。此外，母亲营养物质的摄入情况及情绪状况等都会对分泌乳汁产生一定程度的影响。宝宝对乳头频繁而有效的吸吮刺激能反射到母亲的脑部，刺激多种激素生成，促进乳汁分泌。多接触、早吸吮、勤哺乳能提高母亲体内这两种激素的血液浓度，所以宝宝频繁而有效地吸吮是保障泌乳量的重要方法。

哺乳期间母亲的情绪，如焦虑、烦恼、恐惧、不安等，都会影响乳汁的分泌和排出，母亲的营养状态同样会对乳汁的分泌产生影响，所以在哺乳期间要保持情绪稳定，多吃富含营养物质的食物，摄入足够的液体，保证母乳的产生。

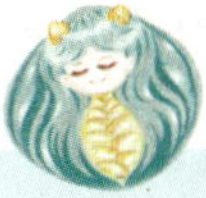

麒麟宝宝课堂

认识乳房

成年女性的乳房位于胸大肌上，通常位于第二肋骨和第六肋骨的范围，乳头位于乳房的中心，周围的色素沉着区为乳晕。乳房由结缔组织、脂肪组织、乳腺组织及大量血管及神经组织构成。

42. 哪些情况不适合母乳喂养？

母乳是新生儿最佳的天然食品，最能满足宝宝的需要，但是在一些特殊情况下不宜进行母乳喂养。

宝宝篇

患有特殊疾病的宝宝不宜进行母乳喂养。比较典型的是半乳糖血症、枫糖尿病、苯丙酮尿症等患儿，不适合母乳喂养，需要喂专用的特殊奶粉。如需特殊医学配方奶粉与母乳联合喂养，须在医生的指导下进行。

宝妈篇

■ 患有慢性病需要长期用药的宝妈，如肿瘤患者，如果在哺乳期用药，药物可以进入乳汁，就不宜再为宝宝哺乳了。

■ 进行**放射性碘**治疗的宝妈。碘会进入乳汁，如果宝宝吃了含有碘的乳汁，甲状腺功能可能会受到影响。

■ 接触有毒化学物质或农药的宝妈。有毒化学物质或农药可通过乳汁使吃奶的宝宝中毒。

■ 患有严重心脏病的宝妈。严重心力衰竭患者不宜进行母乳喂养，因为哺乳会使宝妈的心功能进一步恶化，从而使母亲的生命受到威胁。

■ 患严重肾脏疾病的宝妈。哺乳同样会加重脏器的负担和损害，从而对宝妈的生命造成伤害。

■ 患严重精神病及产后抑郁症的宝妈。这样的宝妈有时不能控制自己的行为，甚至威胁到宝宝的人身安全。

■ 处于传染病急性期的宝妈。如果宝妈处于传染病的急性期，如开放性结核病、各型肝炎的传染期，哺乳时很可能将疾病传染给宝宝，都不宜进行母乳喂养。

总之，我们要先仔细衡量母乳喂养与母婴健康之间的利害关系，再确定用哪种哺乳方式。

麒麟宝宝课堂

放射性碘

碘-131(I-131)是碘元素的一种同位素，具有放射性。甲状腺组织有摄取碘的能力。I-131进入体内后，由胃肠道吸收，随血液循环流动，被术后残留的甲状腺组织和可能存在的转移灶摄取。I-131释放射线，就能破坏这些组织，达到治疗的目的。

43. 初乳的优势有哪些？

母乳是新生儿最好的食物，来自不同母亲或同一母亲不同时期母乳的营养成分都是不同的，甚至差异很大。从宝宝出生到产后第5日的母乳称为初乳，产后5～10日的母乳称为过渡乳，10日以后的母乳称为成熟乳。其中初乳尤其重要。

初乳中含有的脂肪和乳糖较少，含蛋白质、矿物质和维生素较多，并且蛋白质大部分为球蛋白，尤以分泌型免疫球蛋白和乳铁蛋白为多，这一点对新生儿非常重要。初乳中的免疫球蛋白量非常高，应尽量让最初1～2周内的新生儿获得母乳。此外，初乳中还富含有利于抗病的各种细胞，但是它们的活性易被高温破坏，因此，不宜用高温消毒母乳。初乳中的碘和锌也较丰富，有利于宝宝生长发育。初乳中的生长因子有助于肠腔发育，有利于预防婴儿发生过敏、乳糖不耐受等。初乳尚有轻微的通便作用，可以促进胎粪排出。过渡乳中的脂肪量最高，蛋白质和矿物质逐渐减少，成熟乳中的各种营养成分约为蛋白质占1.1%、脂肪占3.8%、碳水化合物占7.0%、矿物质占0.2%。

每次喂哺的乳汁按出乳先后，成分也略有不同，最初部分的乳汁（前奶）脂肪低而蛋白质和乳糖高、水分多，以后分泌的乳汁（后奶）脂肪含量越来越高，而蛋白质含量越来越低，末部乳汁中的脂肪含量可较最初部分高2～3倍。因此，每次哺乳时，应让宝宝吸吮完一侧乳房几乎全部乳汁后再换另一侧，让婴儿能摄入较丰富的脂肪，供应身体的能量所需。

44. 哺乳时如何判断宝宝吃饱了？

母乳是婴儿最理想的饮食，但在哺乳过程中，母亲经常会感到困惑，不知道宝宝吃饱了没有。下面我们来谈一谈如何判断宝宝是否已经吃饱。

首先，观察宝宝情况。第一，宝宝吃奶时，口中含着乳头和大部分乳晕，吸吮有力，能看见宝宝有吞咽的动作或听到吞咽的声音。宝宝吃饱以后能够自己放开乳房，看上去满足并有睡意，吃饱后一般能睡1～2小时或更久，觉醒时精神状态良好、没有异常哭闹。第二，可通过记录宝宝的排尿情况来辅助判断，一般每天排尿次数应在6次以上，甚至可多达10余次，尿色清亮。还要关注排便次数和大便量，出生后24小时内应排胎便，2～4天转变为正常的新生儿大便，即每天排金黄色糊状便1～4次，但有些母乳喂养的宝宝由于母乳中乳糖含量偏高和宝宝消化吸收能力的不同，排便可能会增加或减少，也有些宝宝因为吃得太少，肠蠕动增加，会出现饥饿性腹泻，所以大便不是判断宝宝是否吃饱的绝对标准。第三，吃饱的宝宝体重增长令人满意，出生后1周内可出现生理性体重下降，之后每天增长30～50g，满月时体重增加至少600g，可根据WHO的生长曲线绘制宝宝的体重增长轨迹，确保其体重在正常范围内。

其次，结合母亲的自身感受。在喂奶的过程中，如果母亲的乳房一直充盈饱满，说明宝宝吸吮无效，没有真正吃到母乳；若是乳房在喂奶之前饱满，喂奶以后变软、排空，说明宝宝吃到了母乳。有的宝妈会出现“奶阵”的情况。

宝妈一定要根据多方面的情况来综合判断宝宝是否吃饱了母乳。最后再次强调，母乳是婴儿最好的食物，要树立母乳喂养的信心，当遇到困难或阻力时，也可以到医院进行咨询。

麒麟宝宝课堂

奇妙的“奶阵”

想象一下，宝宝准备吃奶时，你的乳房变身为魔法喷泉，突然间“嘭”的一声，奶水喷涌而出！这就是“奶阵”的神奇时刻。乳房可能会感到轻微紧绷和胀痛，仿佛有隐形的橡皮筋在膨胀，但这其实是大自然在施展魔法，预示着奶水的喷发。宝宝吸吮几分钟后，或是在他们准备大吃一顿前，你的乳房会突然充盈，仿佛有个看不见的开关被打开了。原本空空的乳房瞬间变得丰满坚硬，奶水以喷射或滴水状涌出，为宝宝提供丰盛的营养大餐。下次感受到这种膨胀感时，就当是庆祝吧！你的身体正在为宝宝准备完美的营养盛宴，这是哺乳的一部分，也是你和宝宝之间独特而美妙的联系。为这神奇的“奶阵”时刻欢呼吧！

45. 母乳喂养应该按需还是按时？

母乳是婴儿生长发育最自然、最安全、营养最全面的天然食物，它富含婴儿成长过程中所需的各种营养物质和抗体。母乳营养丰富，易于消化、吸收，可以增强宝宝的抵抗力、促进宝宝发育，同时可以帮助母亲子宫恢复，减少产后出血，并降低乳腺癌和卵巢癌的发生率。母乳喂养还是母亲和宝宝之间情感的纽带，并且母乳干净无菌，更有利于安全环保，可降低婴儿的患病率。

对于母乳喂养，一般建议按需喂养，这样更能满足新生儿身体的营养和能量所需。新生儿发育得非常快，但消化系统及各项器官功能尚未发育成熟，因此在宝宝吃奶还没有形成规律以前，建议按需喂养，才能保证其生长发育的需要。如果按时喂养，很多时候宝宝可能吃着奶就睡着了，也许还没有到下次哺乳的时间，宝宝就被饿醒了，如果非要等到规定的时间才喂宝宝吃母乳，可能到了时间，宝宝还在睡梦中，将其强制性地叫醒来喂奶会打乱宝宝的睡眠规律，如果宝宝还不饿的话，还会把宝宝喂出积食。同时，哺乳期女性的乳汁分泌并非特别规则，乳汁最初分泌一般不足。出生30天以内的婴儿一般全天进食频次达8～12次或以上，需要每1～2个小时吸一次奶，频繁地吸吮更有利于母乳分泌。随着婴儿长大，母亲的奶量逐渐稳定，与宝宝的需求量相匹配，此时仍建议按需喂养。但若发现宝宝持续进奶无规律，每个小时都要进食，表明每次未进食充分，可能由母乳分泌量不足所致。此时要监测宝宝的生长发育，若发育落后，应注意确认母亲的奶量是否充足。正常婴儿2～3个月大时可坚持哺乳后2.5～3小时后再次进食。若频繁、无规律进奶，最好确认宝宝的需奶量及母亲的奶量情况，再行特殊调整。

喂养时应平静、缓慢，让婴儿及时吸吮乳头，喂养后不要让婴儿进行激烈的活动。喂养前保证乳头清洁，避免宝宝受到细菌感染，母亲的饮食应避免辛辣、寒凉、刺激性食物，要多吃营养丰富、清淡易消化的食物。喂养时，母亲要养成良好的喂养习惯，采取正确的哺乳姿势，避免在睡眠时喂养婴儿，防止婴儿窒息。

46. 可以用奶瓶喂母乳吗？

母乳可以用吸奶器吸出来再装进奶瓶喂给宝宝，但通常不如直接进行哺乳。母乳直接喂养可以促进子宫收缩，有利于母亲身体恢复，而且可以增进母婴间的感情，让宝宝有安全感，有助于其日后性格的发展。因此，正常情况下不建议用吸奶器将母乳吸出来喂养。吸奶器吸出和宝宝直接吸吮，对乳头的刺激程度不同，并且直接哺乳时奶温适宜，而用吸奶器吸出来的奶，奶温不容易控制，容易导致宝宝出现胃肠道不适。此外，由于使用吸奶器增加了中间环节，可能会导致细菌感染的风险增加，甚至宝宝还可能出现呕吐、腹泻等情况。让婴儿直接吮吸母乳，可以增强吮吸能力，而使用奶瓶将储存后的母乳喂给婴儿，不利于婴儿吮吸能力的锻炼，因此，一般不建议用吸奶器将母乳吸出来再喂。

通常当新生宝宝吸吮吞咽异常或产妇哺乳困难时，可以采用将母乳吸出后用奶瓶尝试喂养的方法。如乳房涨奶、乳头皲裂、乳头内陷、乳腺炎等原因导致无法直接进行母乳喂养，则可以选择用奶瓶喂养。母乳吸出过程中，需要使用专用的吸奶器吸出乳房内的母乳，也需要将吸出后的母乳放置于低温冷藏环境，避免出现母乳变质现象。如果母亲从事过于繁忙的工作，有可能会来不及喂养婴儿，这时就可以将储存的母乳及时喂给婴儿，补充所需的营养。把母乳提前吸出，用储奶袋保存，不仅可以保证奶水一直处于充足的状态，有利于随时满足宝宝对奶水的需求，对于哺乳期女性而言，还有利于缓解奶水过分充足所导致的乳房肿胀的症状，消除乳房由于涨奶所产生的疼痛感。要特别注意的是，建议用专用储奶袋储存母乳，避免母乳中的活性物质被中和。另外，挤出来的母乳不能在常温下放置超过4个小时，冷藏时间不能超过2天，冷冻时间不能超过3个月。将母乳回温喂养宝宝的时候，不能用微波炉进行加热，可以用温奶器或隔水加热的方式，加热后的母乳不能再次冷藏。喂给宝宝的过程中，要确保母乳的温度处于适宜状态，以免出现母乳温度过高或过低现象，影响宝宝发育。

47. 母乳不足怎么办?

哺乳过程中,母亲经常会遇到母乳不足的困扰,怎么办呢?

乳汁的分泌通过泌乳反射、喷乳反射来完成。宝宝吸吮母亲乳头的动作对乳汁分泌有着举足轻重的作用。宝宝吸吮的次数、力度与乳汁产量成正比,所以出生后让宝宝及早吸吮母亲的乳房、保证哺乳频率、按需喂养都有助于乳汁分泌充足,当各种原因造成的吸吮不足或乳汁不能及时排空时,就会影响持续泌乳,奶水会越来越少。

母乳是母亲给宝宝最好、最珍贵、最理想的食物。首先要树立母乳喂养的信心和母乳喂养的积极、良好心态,哺乳时关注宝宝的举动,增进母婴感情,刺激大脑愉悦、从容地对待哺乳,享受母婴之间的和谐美好。家人,尤其是父亲,要提供必要的帮助,创造温馨、轻松的家庭氛围,让母亲保持心情舒畅,有足够的休息时间和合理的饮食摄入。

其次,要密切观察宝宝的状态,当宝宝发出饥饿信号,如吸吮手指、吧嗒嘴、哭闹等时,就应该进行哺乳。新生儿每24小时一般需要哺乳8~12次。正确的哺乳姿势、哺乳频率和哺乳时间能够有效地促进乳汁分泌,每次喂奶应尽可能将乳房排空,职场宝妈复职后应每隔3小时借助吸奶器刺激一次乳房,并排空乳汁。

再次,穿着纯棉、宽松、柔软的内衣,可避免乳头受伤,纠正乳头缺陷。正确地按摩乳房可保护乳房组织的弹性,改善和促进局部血液循环,促进乳汁产生和乳腺腺管通畅,增加乳汁分泌,也可以请专业的、有经验的催奶师帮助宝妈进行催奶通乳。

最后,宝妈可以在医生的指导下合理服用一些中药制剂进行催乳治疗。因为每个人的体质不同,所以建议个体化用药。

为了宝宝的健康,母亲在哺乳期间付出了很多辛苦。只要了解到母乳不足的原因,采取正确的应对措施,每一位宝妈都能有充足的乳汁供应自己的宝宝。当所有的方法都使用了,而母乳依然不足,在不放弃母乳喂养的同时,为了宝宝的正常生长发育,可以选用适合宝宝的配方奶粉临时补充,保证宝宝的健康。

48. 吃母乳后可以马上喝配方奶吗？

宝宝出生之后的喂养方式非常重要，在母乳不是很充足的情况下选择混合喂养，不失为一种解决方法。混合喂养，即母乳和配方奶同时喂养，适用于母乳不足的情况，临床上常用以下两种方式。

补授法

补授法是在每次吃完母乳以后，不够的乳量用配方奶补足。补授的奶量由婴儿的食欲及母乳量多少而定，即“缺多少补多少”。

代授法

代授法是用配方奶替代一次母乳，一日内有1~2次(或数次)完全以配方奶哺喂。

混合喂养是母乳和配方奶共同喂养的方式，但有一些人可能会慢慢地彻底放弃母乳喂养。其实母乳喂养对宝宝的身体健康起着非常重要的作用，在身体状况允许的情况下，应坚持母乳喂养，尽量不要放弃。

有的人认为，既然是混合喂养，就可以将母乳和配方奶混合在一起。其实这种做法是不正确的，这样可能会增加宝宝的胃肠道负担。如果上一顿没有喂饱母乳，下一顿一定要喂配方奶；如果上一顿宝宝吃得很饱，到下一顿喂奶时间，母亲感觉到乳房很胀，奶也比较多，这一顿仍然可以喂母乳。母乳不能攒，如果乳汁没有及时排空，就会减少其分泌，母乳吃得越空、分泌得越多，所以不要攒母乳，有了就喂，或许慢慢地就够宝宝吃了。有的宝宝不太适应配方奶，这种情况下应该注意让宝宝在有适当饥饿感的情况下再吃配方奶，这样宝宝的食欲才会更好，才不会拒绝。

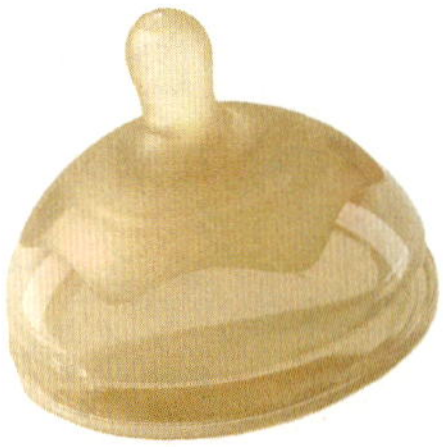

图2.1　柔软的乳头状奶嘴

乳头是很多宝宝都比较熟悉的，但在吃配方奶的时候，对奶瓶和奶嘴可能会产生抗拒，这种情况下应该注意尽量选择柔软的乳头状奶嘴(图2.1)，并经常更换奶瓶和奶嘴，让宝宝有更好的适应感。

混合喂养的学问非常多，逐渐了解、摸索宝宝自己的喂养方式，才更有利于宝宝健康成长。

49. 不喂水的宝宝会口渴吗？

水占母乳成分的80%左右，母乳可以满足新生儿所需的全部水分。到哺乳后期，乳汁的含水量会增加到90%左右，各种营养成分的比例将会降低。其次，乳汁中还含有新生儿所必需的所有营养物质，如蛋白质是主要成分之一，尤其是乳清蛋白，含有必需的氨基酸，营养价值高，利于肠道吸收。其中的乳糖、脂肪可为新生儿提供足量的能量，多种维生素和钙、磷可满足其生长发育。母乳完全可以满足宝宝从出生到6个月的液体、能量和营养所需，而且母乳喂养对于母亲的产后恢复、母婴感情的建立都有好处，所以要大力提倡母乳喂养。

出生后6个月以内纯母乳喂养的宝宝是不需要额外喝水的。因为6个月以内的宝宝肾脏功能还没有发育完全，如果吸收了过多的水分，可能会加重宝宝的肾脏负担，容易导致宝宝排尿频繁，特别是在睡觉的时候都会不停地排尿。而长期过量喝水可能会造成宝宝“水中毒”，影响到宝宝的肾脏发育。

一般情况下，宝宝缺水是有信号的，就像胎儿还没出生时，一旦遇到危险，会通过胎动来与母亲沟通一样。一般情况下，母乳喂养的宝宝不需要喝水，因为母乳中的水分是比较多的。但是，在特殊情况下是需要给宝宝补充水分的。如果宝宝夏天出汗比较多，一定要在两次喂奶中间适当补充水分。宝宝如果在疾病状态下，如急性肠胃炎，呕吐、腹泻得很严重，出现了小便少或高热的情况，这时一定要给宝宝补充水分，如果不补充水分，可能造成脱水。可以根据宝宝身体的实际情况，适当补充一部分水分。不建议在吃奶前半小时或吃奶后半小时补充水分，应尽量在两次吃奶的中间给予补充。此外，还要观察尿量，如果宝宝每天吃奶吃得好、小便每天6次以上，说明水分是够的，不需要额外补充。因此，给宝宝喝水也是有学问的，喝得不对真的会影响到宝宝的健康发育。

50.乳头内陷如何喂养母乳?

我们经常会遇到一些焦急的宝妈前来咨询:“医生，我的乳头内陷得厉害，宝宝都含不住，是不是不能进行母乳喂养了? 这可怎么办啊?”

乳头内陷是指乳头不能凸出，而是向内凹陷。轻者仅表现为不同程度的平坦或乳头凹陷，刺激后可有轻度凸出。重者表现为乳头完全陷入乳晕，难以拔出并有难闻的分泌物。乳头内陷可通过很多办法加以纠正。

乳头伸展训练

指导母亲将两拇指平行放于乳头两侧，缓慢向乳头内外侧方向拉开，牵拉乳晕皮肤和皮下组织，促使乳头缓慢地向外突出，重复多次练习，然后将两手拇指分别放于乳头的上、下方，将乳头向上、下纵行牵拉，每天练习2次，每次每个动作持续1~2分钟。

乳头牵拉训练

一只手托住乳房，另一只手拇指、食指和中指捏住乳头向外牵拉，每日2次，每次牵拉10~20次。

乳头矫正器

在妊娠37周后可应用乳头矫正器进行治疗。

出生后早吸吮

产妇分娩后尽量在30分钟内让新生儿早吸吮。

必要时采用针筒纠正法

用两支20mL的一次性注射器，注射器的乳突部分用长3～4cm的输液器管或大小相近的无菌硅胶管连接，去掉任意一支注射器的内栓，将去掉内栓的注射器空筒扣在母亲的乳头处，用适度的力度抽吸另一支注射器，如此反复并持续5分钟，即可去掉注射器，此时的乳头明显凸起，即可让婴儿进行含乳吸吮。

心理护理

因母亲的乳头不能突出表面，宝宝不能有效地吸吮，影响哺乳效果，这会造成母亲精神紧张，而母亲的紧张、抑郁、劳累、恐惧等心理可导致乳汁分泌减少。因此，要耐心地在母亲床旁指导，使母亲掌握常规护理方法，通过心理疏导，使其树立矫正内陷乳头的信心，解除顾虑，提高母乳喂养的成功率。

饮食护理

乳头内陷的母亲常常会因为喂养不当，吸吮无效，造成奶水不足。针对奶水不足的问题，应该在进行牵引的过程中调整和改善自己的饮食结构，多吃一些可以催奶的食物，特别是水果、蔬菜、鱼肉、鸡蛋等食物，这些食物有丰富的蛋白质，能够很好地改善奶量分泌较少的状况。

通过对乳头内陷母亲的护理，使乳头内陷的母亲掌握母乳喂养的知识及技巧，可提高母乳喂养的成功率，使婴儿健康成长。但是，若乳头内陷严重，不能进行母乳喂养，则应及时退奶，以免引起急性乳腺炎。

51. 母乳喂养的正确姿势有哪些?

哺乳时母亲有多种姿势可以选择，只要母婴都感觉舒服，宝宝能吃好奶就可以。有以下姿势可供参考。

摇篮式

最常见的哺乳姿势，适合健康的足月宝宝。母亲坐在床边或椅子上，脚下可以踩一个矮凳，背部可以加一个垫子作为支撑。母亲的一只手臂托住宝宝的头、颈、肩部位，使宝宝的胸贴近自己的胸腹部；另一只手呈“C”字形托住乳房，将乳头轻轻送到宝宝的口中。

侧躺式

适合剖宫产后或母亲需要休息时。母亲侧躺在床上，一只手臂托住宝宝的头颈部并环绕宝宝的身体，使宝宝的嘴和母亲的乳头保持水平，宝宝的胸也要贴近乳房。母亲的一只手呈“C”字形托住乳房，将乳头轻轻送到宝宝的口中。

交叉式

适合乳房较大的母亲或婴儿含接不佳时。母亲用乳房对侧的胳膊抱住宝宝，前臂托住宝宝的身体，手在宝宝的耳朵或更低一点的水平位置托住宝宝的头。用乳房同侧的手托起乳房，将乳头递进宝宝的口中。

橄榄球式

适合双胎、早产及含乳困难的宝宝。母亲将宝宝放在胳膊下，并用一个枕头托住宝宝的身体，让宝宝的头枕在自己的手上。母亲的另一只手托住乳房，帮助宝宝含接好乳头。

半躺式

适合产后第一次哺乳、乳头疼痛或宝宝乳头混淆时。利用沙发或床及枕头、垫子，让母亲先舒服地斜躺好，不要平躺或坐得很直，然后让宝宝趴在母亲身上，帮助宝宝含接好乳头喂哺。

双侧橄榄球式

适合双胎母亲同时母乳喂养两个宝宝。方法同橄榄球式。

宝妈可以根据自身情况选择适合自己和宝宝的哺乳姿势，但要特别注意避免宝宝头部过度屈曲和伸展，以免影响宝宝正常吃奶和呼吸，同时注意观察乳房，切勿堵住宝宝的鼻孔，造成宝宝呼吸不畅。

52. 宝宝吸奶没有力气怎么办？

新生儿吸奶能力差，可能与身体发育不成熟、口腔畸形、颅内感染、母亲乳头凹陷或先天性心脏病等因素有关。如果宝宝吸奶能力差，并伴随精神不振，需要及时去医院进行相关检查。

身体发育不成熟

新生儿口腔肌肉不发达或因早产而体质差，吸奶力气小。由于大脑、心肺功能发育不成熟，吸奶时过于用力，呼吸、心搏加快，使吸奶力气降低，导致宝宝吸奶能力差。一般随着宝宝成长，症状会逐渐改善。此时母亲可以从四周向乳头方向按摩、挤压乳房，帮助宝宝吸奶，或用吸奶器辅助喂养。

哺乳姿势不当

应检查和纠正宝宝的体位，使其不断地与乳头接触，还要有耐心，喂养的时间可以适当延长，使宝宝能充分吮吸到足量的乳汁。最常采用的哺乳姿势为摇篮式和侧躺式。这两种哺乳姿势便于母亲休息，对于有手术切口缝线、会阴切开、撕裂疼痛或痔疮疼痛的母亲来说，这样哺乳最舒适。

宝宝疲劳

宝宝吃母乳吸力太轻，可能是由疲劳导致，此时可以让宝宝多休息，等宝宝醒了再喂奶。

母亲乳头凹陷

母亲乳头凹陷或扁平，宝宝难以含住乳头，导致宝宝吸奶能力差。

口腔疾病

口腔溃疡、疱疹等疾病，会引起口腔疼痛；或由于严重口腔感染，导致宝宝食欲缺乏；或因营养缺乏、内分泌失调、体内感染等因素，导致宝宝口腔发育畸形，包括小下颌、唇裂等，使宝宝口腔不适，在吸奶时无力，导致吸奶能力差。

脑部疾病

新生儿的免疫力较低，如果细菌进入颅内，导致神经系统感染，如脑膜炎、脑膜脑炎等，可能会出现吃奶能力差、呕吐、嗜睡、发热等症状。此时应及时就医。

先天性心脏病

先天性心脏病可能容易出现乏力、生长发育差、气促等表现，严重时甚至可能出现心力衰竭，从而导致宝宝吸奶能力差。应积极就医。

其他原因

宝宝吸奶能力差也可能是由宝宝不饿等原因导致，家长应密切关注宝宝的状况，如果症状一直不能缓解，建议去医院进行相关检查，以免影响宝宝的生长发育。

53.如何避免乳头混淆?

乳头混淆,顾名思义,就是宝宝将乳头和奶嘴混淆了。宝宝出生后会形成吃奶的习惯,习惯含母亲乳头的宝宝不愿意用奶瓶,习惯了奶瓶喂养的宝宝拒绝母亲的乳头喂养,这就是乳头混淆。乳头混淆主要发生于混合喂养的宝宝,主要是指新生儿在吸吮母亲乳头之前先吸吮了奶嘴,或因各种原因频繁地给宝宝使用奶瓶喂养,导致出现宝宝不会吸吮或不愿吸吮母乳的现象。那么,宝宝发生乳头混淆时该怎么应对呢?

增加奶量

宝宝乳头混淆后,母亲通常会受到"奶水不足"的困扰。这是因为乳头混淆的宝宝只吃奶嘴、不吃乳头,导致乳头不能得到充分的吸吮、刺激,乳房中心的奶水就会越来越少,甚至到最后不得不改成配方奶喂养。此时可以借助吸奶器来模拟宝宝的吸吮,人为刺激乳头,1.5 ~ 2小时吸奶1次,增加奶量,不要等到奶胀了再吸。

喂前刺激"奶阵"

乳头混淆的宝宝其实就是想"偷懒",因为吃奶嘴比吃乳头更加轻松、容易。所以母亲在喂奶之前可以先刺激出"奶阵"来,让宝宝一吸上乳头就能大口地吃到母乳。具体做法:放松心情,想着宝宝吃奶的可爱样子,用洗净的手指轻轻捏住乳头左右转动,并不时触碰乳头的前端。当乳房有了痒痒的感觉,乳房变硬,乳头潮湿,轻轻一捏会有奶水喷出来,就表明"奶阵"来了,赶快抱起宝宝来喂吧!

解决乳头问题

有些宝宝不吃乳头确实是因为母亲乳头的问题。有些乳头短粗或内陷,加大了宝宝吮吸的困难。这个时候解决乳头问题就是根本。长期用吸奶器可以将内陷的乳头吸出来。短粗的乳头可以加用乳头保护罩让宝宝吸吮。

不要强迫喂

宝宝不饿的时候不要强迫喂，可以先抱着宝宝玩，多让宝宝活动。家长多逗引宝宝，不仅能增加亲子亲密感，还能间接增加宝宝的活动量，使宝宝产生饥饿感。喂奶时让宝宝接近母亲的胸部，然后自然地把乳头送到宝宝嘴边，让宝宝自发地衔乳。

54. 如何收集和保存母乳？

母乳是新生儿品尝到的第一种全营养且具有超级保护力的食物，亲喂母乳是首选。然而，有时因为母亲或宝宝的原因，需要将母乳吸出来使用或保存，下面我们就来谈一谈如何收集和保存母乳。

准备物品

手动吸奶器或电动吸奶器，一次性储奶袋(图 2.2)。

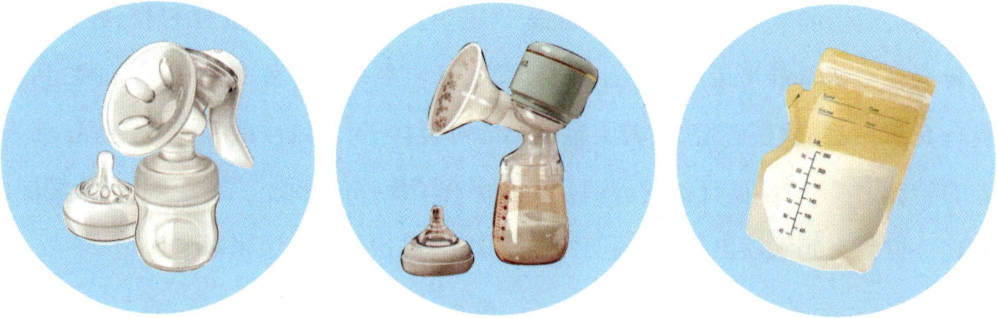

手动吸奶器　　电动吸奶器　　一次性储奶袋

图2.2　保存母乳

挤奶手法

洗净双手，热敷乳房，轻轻挤压乳头及乳晕，用消毒的容器收集乳汁，挤奶时操作者的拇指和食指分别放置于乳晕两侧，朝胸壁方向反复一压、一放，挤压乳晕的手指不应有滑动或摩擦式动作，两侧乳房交替进行，每次持续20～30分钟。

收集乳汁

■ 每次挤出的乳汁使用一个收集袋，不可多次反复挤入同一个收集袋，避免造成污染。

■ 挤出多余的空气，封紧封口，在收集袋上注明母乳采集的日期和时间。

■ 新鲜母乳在室温（16～29℃）下建议在4小时内使用，预计24小时内不使用的母乳，应立即冷冻保存。4℃冰箱内建议储存<72小时，早产儿母乳储存<48小时，-20℃以上的冷冻环境最多存放3个月，-20℃以下的冷冻环境最多存放6个月。挤出的母乳会出现脂肪分离，属于正常现象。建议不同时间采集的母乳分开储存，不要将采集的新鲜母乳加入已冰冻的母乳中储存。

55. 如何解冻和加热母乳？

用吸奶器吸出的乳汁需要冷冻或冷藏保存，之后再根据需要解冻和加热，喂给宝宝。冷冻母乳可以保存长达3~6个月，虽然母乳冷冻之后会有一定的营养流失，但还是具有很高的营养价值，依然是最适合婴儿生长的，优于配方奶。那么，如何正确地解冻和加热母乳呢？

冷冻母乳的解冻和加热方法

如果时间充裕，提前一晚将冷冻母乳放在冷藏室慢慢解冻至液态（约需12小时),再使用温奶器(图2.3)(40°左右)或放在温水盆(40°左右)中加热;如果时间不充裕,使用流动的温水温热,温热时注意摇匀;也可以将冷冻母乳放在温水盆中,并不断摇晃,试温合适后喂给宝宝。冷冻的母乳加温后,在使用前可轻微地摇晃,使奶水和油脂混合均匀。

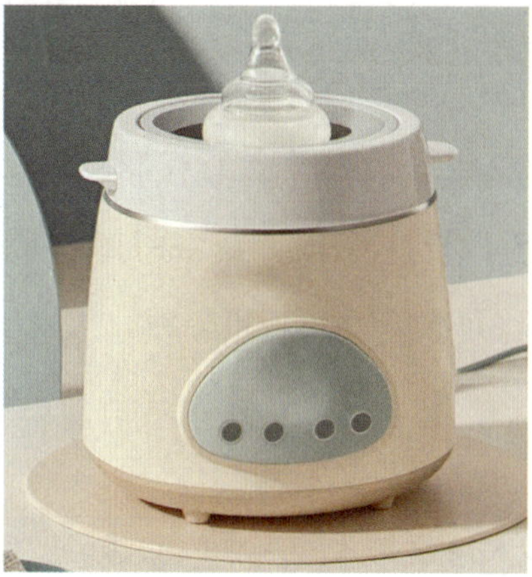

图2.3 温奶器

冷藏母乳的加热方法

可放在室温下退凉,使用温奶器加热,或是将奶瓶放于内有温水的碗中(不要隔水煮沸)慢慢回温,水位不要超过瓶盖,温度合适后喂给宝宝。

注意事项

■ 切忌用微波炉加热母乳,也不要煮沸母乳。

■ 加温时间不宜超过1小时,避免母乳在高温环境下变质。

■ 解冻后或冷藏的母乳应尽快使用,一般不超过24小时,解冻后母乳如常温放置不能超过4小时,并且不能重新冷冻保存。

■ 解冻或冷藏后的母乳加温喂给宝宝后,即使宝宝一顿没有喝完,也应弃去,不可以留到下一顿再喝。

56.如何增加宝宝的吃奶量?

不同阶段的宝宝,每次的吃奶量有不同的标准。

■ 新生儿每次吃奶量为30 ~ 60mL,2~4小时吃奶1次,具体应根据宝宝的实际情况进行调整,并根据宝宝的消化能力和体质情况增加吃奶量。

■ 宝宝满月后,每次吃奶量可控制在90 ~ 120mL,减少喂奶的次数。在两次喂奶期间，宝宝吃饱后会非常满足、安静，一般可以睡3～4个小时，若没吃饱就会哭闹。

■ 2～3个月宝宝的吃奶量：每次120~150mL，每天5~6次，每4小时1次。

■ 3～5个月宝宝的吃奶量：每次150~200mL。

■ 5～6个月宝宝的吃奶量：每次200~250mL，要掌握吃奶的总量，每天不要超过1000mL，每次吃奶量不要超过250mL。6个月时断掉夜奶。

新生儿建议每3～5天增加5～10mL。婴幼儿也应根据吃奶的情况每周增加10～15mL。

每个宝宝都有自己吃奶的规律，吃奶量随着宝宝的年龄及生长发育情况逐步增加。宝宝的生长发育及营养状况可通过体重和身长的增加直观地表现出来，同时，宝宝的大便次数、大便是否干燥等都可以判断奶量是否充足。家长可以通过查看宝宝的生长曲线、观察宝宝吃奶的欲望是否强烈决定是否增加奶量。

通常情况下，如果宝宝的体重和身长在一个阶段内存在滞后的现象，大便次数少、大便干燥而没有其他的疾病，可能是由吃奶量不足引起，可以适量增加吃奶量。例如，每次增加10～15mL，注意观察宝宝吃奶的情况，宝宝能够吃完奶并表现出满足即可。如果宝宝吃完奶还要吃，没有满足，可以适量多喂一些，以宝宝吃完后满足为度。但是，如果宝宝吃奶兴致不高，吃不完准备的奶量，则不应强求。宝宝的生长发育有其自身的规律，只要宝宝身体健康，不应过分追求对应月龄的生长曲线上限值，以宝宝舒适为宜。当然，要有规律地给宝宝增加吃奶量，以循序渐进的方式添加，这样才能让宝宝摄入足够量的奶，保证生长所需的营养。

57. 常见配方奶的种类有哪些？

尽管医务人员大力推广母乳喂养，但还是有很多宝宝因为不能获得母乳或母乳不足，需要使用配方奶来喂养。市面上有很多种配方奶，家长们常常因为不了解这些配方奶有何区别，而遇到选择困难的问题。下面就向大家介绍一下常见的配方奶种类和分类方法。

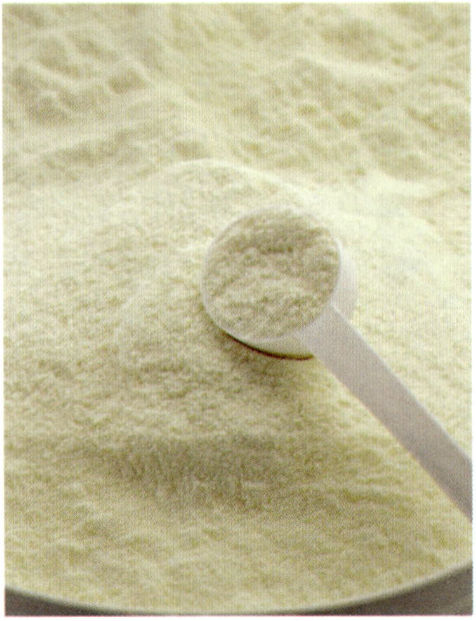

按能量密度和营养素含量，可分为普通婴儿配方奶、早产儿配方奶和早产儿过渡配方奶3类。

普通婴儿配方奶

普通婴儿配方奶是以牛奶为基础的普通配方奶，供健康足月宝宝和已经完成追赶生长的早产宝宝使用。

早产儿配方奶

早产儿配方奶比普通婴儿配方奶增加了能量密度和蛋白质等多种营养素，满足早产宝宝出生后早期快速的生长发育所需，一般用于胎龄<34周、出生体重<2000g的早产宝宝，因常在住院期间应用，也被叫作早产儿院内配方奶。

早产儿过渡配方奶

早产儿过渡配方奶的能量密度和蛋白质等营养素含量介于普通婴儿配方奶和早产儿配方奶之间，一般用于胎龄>34周或已经出院的早产宝宝，也被叫作早产儿出院后配方奶。

注意，早产儿使用的配方奶粉属于特殊医学用途的配方奶粉（特医粉），需要在医生的指导下使用。

按配方奶中蛋白质的水解程度分为整蛋白配方奶、部分水解蛋白配方奶、深度水解蛋白配方奶和氨基酸配方奶4类。

■ 整蛋白配方奶即普通配方奶，使用的是未经水解的完整牛奶蛋白，是使用最广泛的配方奶种类，适合大部分足月宝宝和部分状态良好的晚期早产宝宝。

■ 部分水解蛋白配方奶是使用技术将大分子的整蛋白水解成为分子量相对较小的部分水解蛋白，一定程度上降低了蛋白的抗原性，因其在营养价值、口感及价格方面与普通牛奶配方大致相同，有些地区将这类配方用于足月儿的常规喂养。但由于仍保留部分抗原活性，不能用于牛奶蛋白过敏患儿的治疗。

■ 深度水解蛋白配方奶是将整蛋白通过特殊工艺形成二肽、三肽和少量游离氨基酸的终产物，从而显著降低抗原性，分子量更小、更好吸收，大大减少宝宝过敏的可能，可用于轻至中度牛奶蛋白过敏的患儿，但由于仍残留微量过敏原（变应原），重度牛奶蛋白过敏患儿可能不能耐受。该类某些产品中含有大量的中链三酰甘油，临床可用于由胃肠道或肝胆疾病（如囊性纤维化、短肠综合征、胆道闭锁、胆汁淤积及慢性腹泻）所致的明显吸收不良的婴儿。

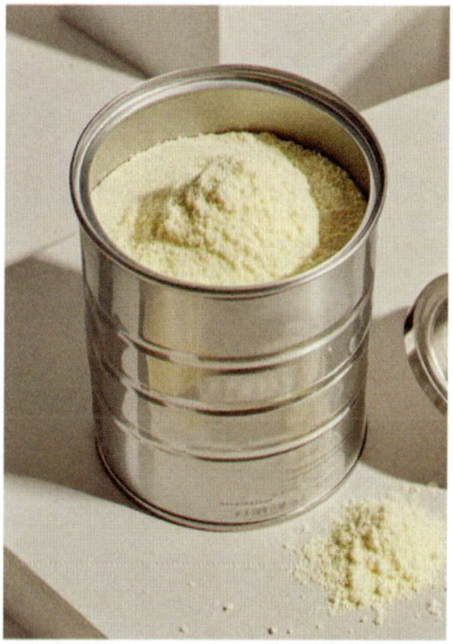

■ 氨基酸配方奶是将整蛋白使用技术完全水解成氨基酸，分子量小，好吸收，几乎没有宝宝会对氨基酸配方奶过敏，适用于重度牛奶蛋白过敏的人工喂养儿。

深度水解蛋白配方奶和氨基酸配方奶通常用于治疗牛奶蛋白过敏，建议在医生的指导下使用和转奶。

按乳糖含量分为无乳糖配方奶粉、低乳糖配方奶粉、普通配方奶粉3类。无乳糖配方奶粉中不含乳糖，碳水化合物的组成常为麦芽糖糊精、异麦芽低聚糖、异构化乳糖。无乳糖配方奶粉或低乳糖配方奶粉适用于腹泻长时间没有好转或乳糖不耐受患儿，但要注意的是，并不推荐常规使用无乳糖配方奶粉，需要在医生的指导下使用。

按配方奶的物理形态分为婴儿配方奶粉、液态浓缩婴儿配方奶和即时液态婴儿配方奶3类。粉剂和液态配方奶的营养成分几乎无差异，可根据需求选择。

除上述配方奶外，还有许多其他配方，如供苯丙酮尿症或甲基丙二酸血症等先天性代谢异常儿童使用的特殊配方、供营养不良婴幼儿使用的高能量配方等。特别要提醒的是，除普通配方外，其他都属于特殊医学用途，应在专业医生的指导下选择和使用。

58. 如何正确冲泡配方奶粉？

母乳是宝宝最好的食物，但如果由于某些原因需要暂时应用配方奶粉，该如何正确地冲泡奶粉呢？

第一步

洗干净双手，清洗好奶具，准备好适用于宝宝的配方奶粉。在奶瓶中倒入事先煮沸再冷却到适宜温度（40°左右）的温水，然后按比例放入奶粉。家长须看好奶粉的配比说明，一般奶粉配有专用勺，大多数配比为30mL水配1平勺奶粉。请注意，是1平勺，可以将盛有奶粉的勺在奶粉罐的边缘轻轻一刮，这样就是准确的1平勺奶粉的量。例如，要冲90mL的配方奶，就先在奶瓶中倒入90mL的水，再放入3平勺奶粉。

第二步

让奶粉充分溶于水。用两手掌中部夹住奶瓶的中上部，然后搓动奶瓶，让奶瓶在水平线上来回旋转溶解。

第三步

测温，将冲好的奶滴到前臂内侧1/3的皮肤处，那里的皮肤比较敏感，如感觉奶的温度不冷不热或略微偏温，就说明温度合适了，可直接喂奶。

宝宝一顿喝剩下的奶，建议弃掉不再饮用。有条件的话，奶瓶应每冲完一次奶就消毒一次。如果没有条件，可以每天消毒1次，但每次用完后都必须进行清洗。

特别提醒：配置好的配方奶粉不要长时间放到温奶器中保温，以免引起奶液变质，危害宝宝。

59. 奶粉冲好后可以放置多久？

要想不浪费奶粉，应尽量掌握宝宝吃奶的规律，做到不多冲，冲后不浪费。但是由于各种原因，宝宝可能没有吃完预估的奶量，或者冲好奶粉时，宝宝还处于睡眠状态。那么，冲好后的奶粉能放置多久呢？一般建议奶粉冲调现吃现配，每次配好后尽快吃完，不得久置。因为蛋白质是一种非常好的培养基，细菌很容易在已经冲调好的奶液中滋生，这样可能会让宝宝出现一些感染问题，如发生腹泻、肠炎，以及出现胃部不适等一系列疾病症状。

在某些情况下，如已冲好奶粉，宝宝却因为入睡等原因不能及时吃，一般建议常温下保存时间不超过4个小时。如果室温较高，要尽量在更短的时间内将奶饮用完。放到冰箱里保存不超过7~8个小时，拿出来之后，一定要注意将奶加热，起到杀菌的效果。千万不要把奶放到微波炉里去加热，可以使用温奶器加热。热好以后，轻轻地晃动奶瓶，等奶温度均匀了再给宝宝吃。宝宝吃过的奶最多能放置一个小时，因为口腔是开放的腔道，里面也有一些细菌存在，如果一个小时之内没有吃完，就不要再给宝宝吃了。储藏之前可以用保鲜膜将奶盖住，或者用密封得比较严实的盖子，能够避免很多细菌侵入奶液。如果宝宝剩的奶不多，建议家长将剩下的奶弃去，用过的奶瓶也要及时清洗。注意，配方奶粉冲好之后，宝宝没有吃完或配好了没吃，这两种情况下存放的时间是不一样的。

温奶器比较省时、省力。注意正确选择温奶器，温奶器中的奶不能一直温着，否则有可能导致细菌滋生。如果长期保存，可能导致母乳变质，在温奶器里有剩余的母乳时，应该将之丢弃，再次食用可能损害宝宝的健康。

60. 新生儿喂奶后的注意事项是什么?

在给宝宝喂奶结束后,家长还有一些需要做的事情,可千万别忘了。

有些宝宝哺乳结束时会含着乳头睡着,这时候不要生硬地将乳头拉出,可轻压宝宝的小下巴,让宝宝松开口,乳头自然就会滑出。可以在哺乳后挤出少许乳汁涂在乳头表面,或者在乳头上涂上专门的乳头膏,以提高乳头周围皮肤的滋润度。不要用肥皂或沐浴露清洗乳头。每次喂奶之后,为减少乳汁淤积,母亲应将乳汁排空,这样可以有效预防乳腺炎,还可以促进乳汁分泌。

喂奶后,最好竖着或斜着抱起宝宝,由下往上轻拍后背,待宝宝打嗝后再将其放下平躺。如果宝宝溢奶严重,放下宝宝时可以抬高婴儿床的床头,或者用垫子垒一个斜坡,角度为30°,以减少溢奶。溢奶时,将宝宝的头偏向一侧,避免误吸。

很多宝宝在出生两周后会出现肠胀气的情况,有些与喂奶后未拍嗝有关,严重者还会引起吐奶。

61. 夜里要不要叫醒宝宝喂奶?

新生宝宝都有夜里吃奶的习惯,这就让很多新手母亲产生疑惑:吃夜奶是不是一个坏习惯?宝宝为什么整个夜晚要吃好几次奶?宝宝晚上总会哭醒,会不会影响脑发育?晚上频繁吃奶会不会对牙釉质不好?以后长蛀牙怎么办?更有些母亲会问“我的宝宝睡眠时间很长,影响吃奶,会不会饿着?会不会低血糖?”诸如此类的问题,让哺乳期的母亲很惆怅。

实际上,对于3个月以内的宝宝来说,白天吃奶和夜里吃奶没有区别,如果说吃夜奶会产生影响,则对母亲的影响更大,毕竟夜奶严重影响了她们的夜间睡眠。其实,吃夜奶有两点益处:一方面有助于增加母乳的产量,另一方面母乳较配方奶更容易消化。甚至对于新生儿来说,即使晚上没有表现出很强烈的吃奶欲望,若观察到其有睡眠不安的小动作,或者醒来后在母亲的怀里有觅食的动作,或是含住乳头后就不再哭闹了,这就是饥饿的表现,此时就可以把宝宝抱起来喂奶。宝宝不可能吃过奶就睡一整夜,所以出生后的前3个月鼓励母亲在夜晚无限制地按需哺乳,宝宝饿了或母亲涨奶了都可以进行喂奶。对于出生3个月以后的宝宝,我们也要看具体情况。一般来讲,宝宝胃里的奶每3~4小时排空一次,到时间他们就会醒来找奶吃。如果宝宝到了该吃奶的时间却还在梦乡里,尽量还是让宝宝睡觉,醒来后再给宝宝喂奶,毕竟母乳喂养不是按时喂养,而是按需喂养。对于配方奶喂养的宝宝,也应尽量等宝宝睡醒了再喂。宝宝吃奶有其自己的规律,没有时间上的规定。在宝宝没有进食需要的时候,要让其好好睡觉,而不要吵醒他们,这样有助于宝宝正常地生长发育。如果将熟睡中的宝宝叫醒,会扰乱他们的睡眠规律,干扰他们的睡眠质量,也容易使宝宝吃完奶后难以入睡,对脑发育产生不好的影响。如果宝宝真的饿了,自己会找奶吃,出现哭闹等现象。总之,吃夜奶还是应遵循宝宝自身的作息规律。此外,母亲也要保证充足的睡眠,这样才能保证母乳的质量,有足够的营养供给宝宝。

62. 如何拉长吃奶间隔?

与配方奶相比,母乳里的营养成分易于吸收与消化,母乳喂养还能够促进亲子关系,有利于母体的产后恢复。坚持母乳喂养,已经成为很多新手妈妈的共识,但是很多人都有一些疑问:宝宝刚吃完奶,怎么又要吃?宝宝吃饱了怎么还不睡?这种情况多数出现在单纯靠母乳喂养的宝宝,吃奶频繁,吃奶间隔时间短,其原因是按需喂养母乳,这种喂奶方式并不能要求每个宝宝都在固定的时间醒来吃奶。

新生儿出现吃奶频繁或吃奶间隔短的原因可以归结为以下两方面:一方面是

宝宝的体质，另一方面是母乳量。如果宝宝排尿及排便次数增多、肠蠕动比较快，或者母亲每次产奶量较少、奶汁比较稀，宝宝必然会在接下来的短时间内继续寻求食物，以满足自己的能量需求。宝宝有需求时就应该去满足，这样才不会影响其生长发育。如果母亲产奶量不大，可以搭配配方奶混合喂养，根据宝宝的情况来进行调节。还有些情况就是宝宝边吃边睡，吃一会儿，睡一会儿，醒了又吃，没吃几口就又接着睡了，如此下去，宝宝吃不好、睡不足，还会影响健康。此时可以适当地刺激宝宝，如果宝宝刚吃奶就很快入睡了，可以轻轻地揉揉小耳垂，不断刺激宝宝的吸吮，当感觉到宝宝停止吸吮了，就轻轻动一下乳头或转动一下奶嘴，宝宝就会继续吸吮，必要时还可轻捏宝宝的耳郭(俗称“耳廓”)或拍拍宝宝的脸颊、弹弹足底，给宝宝一些觉醒刺激，延长兴奋时间，如此连续四五次后，由于数次吸乳，宝宝所需乳量就得到了基本的满足。随着宝宝逐渐长大，母乳所供给的各种营养成分已不能满足其生长发育的需要，这时就可以给宝宝添加辅食了。添加辅食应循序渐进，此后，宝宝对吃奶的渴望就会较前大大降低。注意，如果宝宝出现一次吃奶量很少的情况，其吸吮和吞咽都出现了问题，这时候会表现为吃奶时间比较长、吃得比较慢、吃奶间隔缩短，此时建议尽快带宝宝就医。

63.特殊早产儿的喂养

早产儿的喂养要根据吸吮能力、吞咽能力，以及呼吸系统、循环系统之间的协调能力决定喂养方式，包括经口喂养、鼻饲喂养、静脉营养支持等，要根据不同体重、胎龄及自身的状态做出合理选择。

选择经口喂养，动作要轻柔，而且要给予少食多餐，喂养时速度不宜过快。早产儿各种能力较弱，在喂养的过程中必须注意观察是否存在呛奶、溢奶、胃残留，以及腹胀、腹泻、便秘等胃肠道功能紊乱的情况，要兼顾到早产儿的吞咽能力。如果有上述症状，还要注意及时给予干预，调整喂养方式，包括吃奶量及吃奶频次等。

此外，对于早产儿更提倡母乳喂养，因为母乳较配方奶更容易被宝宝消化和吸收。如果没有母乳或母乳量不足，要选择搭配适合的配方奶，根据早产儿的体重增加选择合适的奶粉。早产儿生长速度快，需要的营养多，同时消化、吸收能力弱，形成供需矛盾。这时要根据营养的需求和喂养情况，选择适当的喂养方式。如果体重增加达不到生长曲线，或者体重过低，可在母乳喂养的基础上，适当添加母乳强化剂，提高宝宝的热卡，按一定比例进行调配，从少量逐渐增加喂养量。

早产宝宝体质较弱、吸吮能力差，吸不出母乳，可把母乳挤出，用勺子或滴管喂养。随着宝宝体重、年龄增加，吸吮能力提高，尽量完全用母乳喂养。如果需要用配方奶喂养，应选择早产奶，这种奶要比普通的配方奶热卡高，能供应宝宝的生理需求，保证营养丰富。当早产儿能够完成追赶生长，这时再逐渐过渡到普通的喂养方式。早产儿如果体重<2kg，一般需要住院治疗，住院期间主要由新生儿科的医护团队制订宝宝的能量供应计划，按照孩子胎龄、出生体重来进行喂养，从微量喂养开始，静脉补液，保证热卡，而后逐渐长奶；在此期间如有可疑新生儿坏死性小肠结肠炎，会禁食，完全肠外营养，待病情好转后再开奶。

早产儿生长速度快，体内各种微量营养素储存量少，维生素和铁相对缺乏，出生后1周内至矫正月龄3个月可给维生素D每日800～1000IU，而后继续给予常规量。早产儿一般缺乏维生素E，可给予维生素E每日5～10mg，直至体重达到1800g。早产儿、低出生体重儿铁储备低，生后2周需开始补充元素铁每千克体重每日1～2mg，直至矫正月龄12~24个月。

64. 母乳强化剂是什么？

母乳强化剂是一种包含多种营养素的添加剂，只能加至母乳中使用。母乳中加入母乳强化剂可提高营养和能量，满足早产宝宝的生长发育需求。目前我国市场上的母乳强化剂为牛奶来源的粉状非水解蛋白或水解蛋白产品。

哪些宝宝需要使用母乳添加剂呢？我国在2019年《早产儿母乳强化剂使用专家共识》中推荐：①出生体重<1800g的早产宝宝使用母乳强化剂；②宫外生长迟缓早产宝宝、尚未完成追赶生长的小于胎龄早产宝宝、因疾病状况限制液体入量的早产宝宝、出院后早期生长落后的早产宝宝，需要个体化评估体格生长或生化指标，在医务人员的指导及监测下使用母乳强化剂。

母乳强化剂的用量需要有医生指导，按母乳强化剂的使用说明确定。一般情况下，母乳强化从半量强化开始。例如，该母乳强化剂的使用说明是每25mL母乳中添加1g（1小袋）强化剂，在开始使用时，先按每25mL母乳中添加0.5g（半小袋），应用3～5天，如早产宝宝耐受，就可以达到足量强化，即每25mL母乳中添加1g（1小袋）。如早产宝宝对母乳强化剂耐受性差，可从1/4量或1/3量强化开始，即25mL母乳中添加0.25g（1/4小袋，1/4量）或25mL母乳中添加0.33g（1/3小袋，1/3量），逐步达到足量强化。家庭中添加母乳强化剂一定要注意卫生，添加剂量要准确，使用前须充分溶解、混匀，建议使用母乳强化剂时现配现用。

在使用母乳强化剂期间，要定期监测早产宝宝的体格生长，并采用生长曲线进行评估，进行个体化强化。当早产宝宝达到一定的监测水平时，须逐渐停止添加母乳强化剂。在减停期间须监测早产宝宝的生长状况和血液生化指标，如生长速率和监测指标出现异常，可酌情恢复部分母乳强化。因此，一定要在医生的指导和监测下使用和停用母乳强化剂。

65. 过度喂养也有危害吗？

有些家长总是担心宝宝没吃饱，总想多喂一些奶，殊不知，过度喂养也是一种伤害。

过度喂养一般指婴幼儿摄入的能量超过自身消化、吸收的能力，或者大于其生长和发育所需要的量，从而导致胃肠道负担过重。

被过度喂养的宝宝会有很多种表现

■ 消化道不适：宝宝会出现恶心、频繁吐奶、打嗝、腹胀，会说话的宝宝可能会说肚子不舒服。

■ 宝宝还会出现阵发性哭闹，用手摸摸肚子，可能会感觉到肚皮是胀胀的。

■ 大便的次数及性状也会发生改变，会出现大便次数增多或便秘，便中有泡沫、稀便、黄绿便。

■ 影响食欲，导致食欲差，后续再喂养时会造成宝宝不爱进食.

■ 过度肥胖：长时间过度喂养，会造成体重快速增长，显著超过正常标准。

■ 营养不良：长期过度喂养会伤害脾胃，导致宝宝不爱饮食，从而出现消化吸收功能障碍，出现营养不良的现象。

■ 过度喂养也会影响睡眠，宝宝在睡眠时会不停地翻动，有的宝宝总喜欢趴着睡、咬牙等。

■ 宝宝嘴里有“气味”：长期过度喂养可造成积食，积食较重的宝宝有口气或略微酸的臭味。

过度喂养的危害

■ 影响脑部发育及心脏功能：为了消化过度的食物，胃肠道需要消耗更多的血液及氧气，人体的血液和氧气是有限的，供应胃肠道的血液越多，供应脑部、心脏的血液就会减少，从而造成脑部及心脏暂时缺血缺氧，影响脑部发育及心脏供血，特别是对本身存在先天性心脏病的宝宝影响更大。

■ 过度喂养会造成宝宝体重增长过快，变成小胖墩，可引起内分泌紊乱，造成微量元素缺乏，影响生长激素分泌，从而影响宝宝未来的身长，也会导致成年期很多疾病的发生，如糖尿病、哮喘等疾病。

■ 过度喂养可增加宝宝的胃肠道负担，造成消化功能紊乱，甚至引起脾胃虚弱。

■ 过度喂养还可造成宝宝厌食。

■ 过度喂养可导致食物反流，堵塞气道，增加发生窒息死亡的风险。

如何避免过度喂养

■ 母亲应注重科学饮食：哺乳期女性在生活中应以清淡饮食为主，避免高脂肪、高糖饮食，不挑食，做到均衡饮食。

■ 改变喂养方式：在婴儿哭闹时，要排除其身体不适再喂奶，当宝宝出现拒食时不要盲目喂奶，尽可能做到按需喂奶，根据宝宝的年龄保证每日入量。

■ 提高宝宝的运动量：如果宝宝确实存在被过度喂养的情况，要适当增加宝宝的运动量以消耗掉多余的能量。

■ 监测宝宝的生长曲线。

■ 不要过早添加辅食，4月龄之内不要添加辅食。

■ 注意观察宝宝的大小便情况，有无胀气、频繁呕吐，睡眠质量，口腔有无异味等，若出现异常，可能存在过度喂养。

66. 宝宝吐奶怎么办？

新生儿吐奶是一个较为常见的现象，很多家长对此不太了解：宝宝好好的，怎么就吐奶了呢？吐奶严重吗？要去医院治疗吗？

其实，新生儿容易吐奶主要与其胃部发育不成熟有关，此时胃呈水平位，呈不稳定状态。

如果宝宝体重生长良好，没有不适的表现，各项生理指标正常，这种情况考虑为生理性吐奶。

如果宝宝吐奶频繁，而且量大，体重不增，或同时伴有腹胀、腹泻、发热等症状，要考虑存在病理情况，应及时去医院做进一步检查和治疗。

可以试试以下几种改善吐奶的方法。

■ 适量喂食，避免过量喂哺。

■ 喂奶时不要太急、太快，中间应暂停片刻，以便宝宝呼吸顺畅。

■ 奶嘴开孔适宜，开孔太小则需要大力吸吮，开孔太大则容易被奶水淹住而呛奶。

■ 喂奶后，让宝宝竖直趴在大人的肩上，轻拍宝宝的背部，帮助其排出吞入胃中的空气。

■ 宝宝躺下时，可将床头抬高一些，最好是右侧卧位，这样胃中的食物不易流出。

■ 在喂奶后，不要让宝宝过多运动，也不要随意摇动或晃动宝宝。

如以上方法均采用过，仍有频繁吐奶，须及时到医院就诊。

67. 宝宝可以含着乳头睡觉吗?

很多新手妈妈为了让宝宝尽快入睡，喜欢让宝宝含着自己的乳头睡，或者让宝宝在吃完奶后含着乳头直接入睡。其实，出生不久的宝宝入睡时含着乳头属于正常现象，因为宝宝刚从母亲的体内进入外界环境，一时难以适应，喜欢含乳头也是缺乏安全感的一种表现。另外，宝宝吸吮乳头也可以刺激母乳分泌，利于母亲子宫复原，减少乳腺疾病的发生，培养亲情。

虽然宝宝含着乳头睡觉属于正常的生理现象，但长时间含乳头睡觉的做法是不推荐的，其原因如下。

容易误吸甚至窒息

由于宝宝月龄比较小，吸吮、吞咽、呼吸功能的发育尚不完善，此时宝宝嘴里有乳汁，可能出现误吸，导致乳汁进入肺部造成吸入性肺炎。宝宝在睡觉时一般是口鼻一起呼吸，如果长时间含着乳头，口腔内的空间会被奶头占据，宝宝用口呼吸的部分就会减少，相对应地用鼻呼吸的时间就会延长，由于宝宝的鼻腔相对狭小，宝宝可能出现呼吸不畅，影响睡眠质量。如果宝妈在哺乳时睡着，可能会发生乳房堵住宝宝的口鼻、使宝宝缺氧而无法呼吸的危险情况。

影响宝宝的口腔发育

当宝宝的牙齿开始萌动时，母乳长时间在口腔中停留，会损害宝宝的牙齿，同时，母乳对于细菌来说是一种营养剂，可以助长细菌滋生，影响口腔卫生，进一步损害牙齿。由于宝宝长时间保持吸吮姿势，可造成凸嘴，也可影响口腔、颌面部的发育，甚至造成口腔颌面部骨畸形。

影响食欲及胃肠功能

由于宝宝在含着乳头睡觉时也会出现间断地吸吮，可吸入过多的奶水，导致在清醒状态下食欲减退，长期可发生厌奶；同时可能吸入过多的空气，造成恶心、呕吐、腹痛、腹泻等。

影响宝妈的健康

宝宝长时间含着乳头，可能使宝妈乳头皲裂、感染等，也可使宝妈身体疲惫，不利于健康。

纠正宝宝含着奶头睡觉的习惯，首先要尽可能地找到宝宝不容易入睡的原因。

■ 如果宝宝因为睡眠时间昼夜颠倒而难以入睡，可以尽量让宝宝白天多活动，减少白天的睡眠时间，这样宝宝夜间就会睡得比较香甜。

■ 如果是因为宝妈的乳汁不足而使宝宝没有吃饱，就要及时添加配方奶喂养宝宝。

■ 如果是由缺钙引起的，要及时为宝宝补充维生素D。

■ 如果是由于缺乏安全感引起的，可以通过轻拍宝宝、睡在宝宝身边、在宝宝身边放置其喜欢的毛绒玩具、放舒缓的音乐、唱儿歌、讲故事等方式帮助宝宝入睡。

■ 改变睡眠环境：如将窗帘拉起来，将台灯的光线调至柔和，将温度、湿度都调至适中等。

68. 安抚奶嘴的利与弊

是否应使用安抚奶嘴（图2.4）是很多新生儿父母关心的问题。

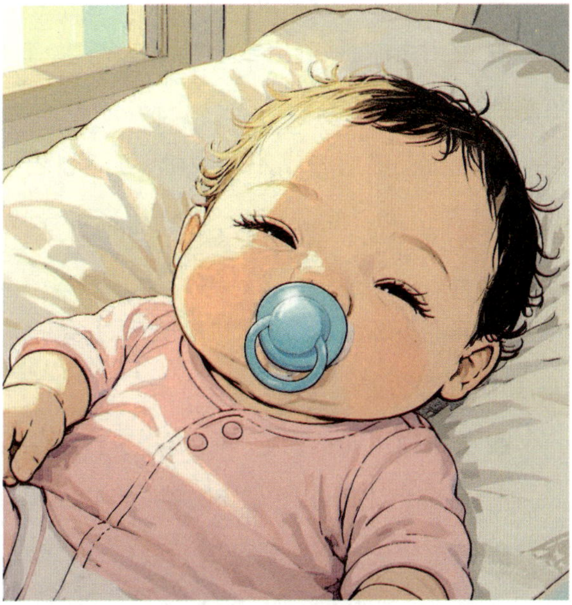

图2.4　安抚奶嘴

其实，对于安抚奶嘴的使用目前存在很多争议，下面就来谈谈安抚奶嘴的利与弊。

首先，安抚奶嘴有很多显而易见的优点。

■ 锻炼宝宝的吸吮能力，满足宝宝的吸吮需求，缓解宝宝烦躁、焦虑的情绪，从而减少腹胀的发生；多数情况下，我们会在喂奶之前使用安抚奶嘴，此时急脾气的宝宝会因为饥饿而大声啼哭，在此期间会吞入很多空气，若立即给予喂奶，容易出现呕吐或肠胀气的情况，此时就可以辅以安抚奶嘴。

■ 帮助宝宝快速入眠。

■ 对于频繁吃手的宝宝，应鼓励其吸吮安抚奶嘴，相对于吃手，安抚奶嘴可能更卫生，并且更容易戒掉。

■ 减少宝宝对母亲乳头的依赖，避免养成含着乳头入睡的习惯，从而可以保持口腔卫生，更有利于宝宝牙齿的发育与健康，也可以锻炼经鼻呼吸。

■ 对于不能经口喂养的宝宝，给予安抚奶嘴吸吮，可以刺激唾液分泌，使咀嚼肌和口腔得到有效的锻炼，也有利于胃肠激素的分泌，减少胃肠不适，锻炼经口喂养的能力，避免喂养不耐受的发生，尤其对于早产宝宝更有利。

■ 宝宝睡着的时候使用安抚奶嘴，可以有效降低猝死的发生。

■ 对于断奶的宝宝比较适用安抚奶嘴，其可以帮助宝宝快速断奶。

虽然安抚奶嘴有很多好处，但是长时间或不正确地使用也有一定的危害。

■ 可以使宝宝对吸吮行为产生依赖，增加后期戒掉奶嘴的难度。

■ 使用之前，须确定宝宝是真正需要，而不是家长认为宝宝需要，否则会使宝宝感到恐惧和不适。

■ 宝宝的嘴唇长期不断吸吮，可影响牙齿、牙列的生长，影响口腔、颌面部的发育，甚至造成口腔颌面部骨畸形，也可导致口腔动作不协调，影响后期语言的发育。

■ 宝宝不断吸吮，可从口腔吸入过多的空气，引起肠道痉挛、腹痛、腹胀、溢奶等，影响胃肠功能。

■ 长期使用安抚奶嘴，可使宝宝与亲人的沟通减少，不利于感情交流。

那么，如何正确使用安抚奶嘴呢？以下是一些建议。

■ 确定宝宝是真正需要时再使用，使用频率不要太高，一般为每天1～2次，每次使用时间一般为15～20分钟，不要太长。

■ 一般建议在宝宝2岁之前戒掉。

■ 如果宝宝是含着安抚奶嘴入睡，应当在宝宝入睡后把安抚奶嘴拿掉。

■ 如果宝宝没有吸吮手指的习惯，可以不使用或减少安抚奶嘴的使用。

■ 注意选择适合宝宝口型的奶嘴，并及时清洁、更换，保证安抚奶嘴的日常消毒。

■ 第一次使用时，建议在安抚奶嘴上滴一些母乳，使其更易接受安抚奶嘴。

69. 黄疸宝宝还能吃母乳吗？

绝大多数新生儿会出现轻重不一的黄疸，其中大部分是生理性黄疸，无须特殊处理就能消退。此外，还有一种情况叫作“母乳性黄疸”，从字面上看，似乎是吃母乳所导致的黄疸，所以很多家长便会提出疑问：宝宝出现了黄疸，还能不能吃母乳呢？

首先给大家一个肯定的答案，那就是黄疸宝宝可以吃母乳。而且对于宝宝来说，母乳是最好的食物，可不要轻易停止哺乳。

下面，我们先来弄清楚什么是“母乳性黄疸”。

母乳性黄疸发生于纯母乳喂养或以母乳喂养为主的新生儿，是黄疸消退延迟的最常见原因，可见于约30%母乳喂养充足的新生儿。母乳性黄疸表现为非溶血性高非结合胆红素血症，其诊断须排除其他病理因素。这听起来是不是有些“太专业”？其实，如果足月的宝宝患了黄疸，超过2周还没有消退的话，就是病理性黄疸了，这时候应该去医院检查一下，交给医生来评估黄疸的原因。如果经检查确实排除了其他病理因素，那么宝宝的黄疸消退延迟就可以考虑为母乳性黄疸。

那么，母乳为什么会导致黄疸消退延迟呢？其主要原因可能是母乳增加了**肝肠循环**。有研究表明，部分母亲母乳中的β-葡萄糖醛酸酐酶水平较高，可在宝宝的肠道中通过促进葡萄糖醛酸与胆红素的分离，使未结合的胆红素被肠道再吸收，从而增加了肝脏处理胆红素的负担。

患有母乳性黄疸的宝宝应该是体重增长良好、生长发育健康的。而且母乳性黄疸为自限性，一般出生后1周出现，2周～1个月达到高峰，然后会逐渐减轻，可延迟到出生后8~12周消退，但是一般不会超过出生后12周。而患有母乳性黄疸的宝宝如果停喂母乳48~72小时，黄疸可明显减轻。

一般情况下，母乳性黄疸是不需要任何治疗的，也不建议中止母乳喂养。但是对于胆红素水平较高的宝宝应该密切观察，并监测其血清胆红素水平。如果监测的血清胆红素水平明显升高，建议到医院就诊。

麒麟宝宝课堂

肝肠循环

肝肠循环是肝脏与肠道之间的一种循环机制，当某些物质经肝脏代谢后，会分泌到胆汁中，随后进入肠道，这些物质会被重新吸收，再次回到肝脏，如此循环往复。

70. 母亲生病吃药如何喂养宝宝?

在哺乳期间母亲生病的情况时有发生，而此时家人最担心的就是宝宝的喂养问题，担心吃药会对母乳产生影响，伤害宝宝的健康。针对这个问题，我们从以下几个方面说一说。

首先，宝妈必须积极治疗疾病，只有身体健康，才能保证安全的母乳喂养。如果需要吃药，须参考哺乳期药物安全等级选择使用。

哺乳期药物安全等级分为5级(L1 ~ L5)。

- L1代表目前使用该药物对宝宝非常安全。
- L2代表比较安全。
- L3代表基本安全。
- L4代表可能存在危险。
- L5代表禁止母乳喂养。

L1和L2的药物在乳汁中分泌极少，服用后可以继续喂养。L3 ~ L5的药物服用后建议暂停母乳喂养，并坚持用吸奶器吸出、弃掉，待药物在体内基本消除后，再继续喂养。

真正需要停止母乳喂养的疾病很少，多数疾病可以继续喂养。

感冒、发热

这种情况下一定要正常喂母乳，因为母乳中产生了抗体，抗体可以提供保护作用，反而降低了被母亲传染的概率，但母亲在哺乳时要正确地佩戴口罩，因为在喂奶时如果母亲有咳嗽、打喷嚏的动作，可能会将疾病传染给宝宝。

乳腺炎

患乳腺炎期间要坚持喂养，因为宝宝并不会吃到细菌或有害物质，可能乳汁会有一点儿味道，但对宝宝没有影响，并且继续哺乳可以促进炎症的愈合消除。

携带乙肝病毒

一般对于乙肝携带者娩出的宝宝，会常规打乙肝疫苗和乙肝免疫球蛋白，并且乙肝一般不会通过母乳传播，所以母乳喂养是安全的。

其他疾病

贫血时须口服铁剂。

在一些情况下需要母婴隔离，挤出母乳，继续喂养。

- 梅毒、艾滋病、结核等传染病。
- 乳房上感染了疱疹病毒。
- 水痘;流行性感冒。
- 乙肝母亲乳头破损、流血等情况。

以下情况禁止哺乳:接受特殊治疗或者服用特殊药物，如进行放射性碘治疗、癌症患者的抗癌治疗、抗抑郁药及服用激素类药物等。

总之，母亲生病吃药时能否母乳喂养宝宝，需要了解和权衡很多因素再来决定，既不能盲目地停掉母乳，也不能盲目继续，而对宝宝造成伤害。

71.怎么判断呛奶？有什么处理办法？

新生儿在吃奶过程中或吐奶后，奶汁误入气道的情况，叫作“呛奶”。因呛奶而窒息的宝宝表现为脸色青紫、全身抽动、呼吸不规则，吐出奶液或泡沫等。呛奶后宝宝若呼吸顺畅，受刺激后哭声洪亮，则表示一时无大碍，可以再观察一下；若是宝宝出现了呛奶窒息的表现，家长就要做以下家庭急救措施。

侧向一边

如果宝宝在平躺时发生呕吐，须迅速将宝宝的脸侧向一边，或让其侧卧，并轻拍其背部，以免吐出物因重力向后流入咽喉及气管。

清理口腔

如果吐、溢出奶水较多，迅速用手帕、毛巾卷在手指上伸入口腔，甚至咽喉处，将奶水快速清理出来，以保持呼吸道顺畅，以免阻碍宝宝的呼吸。此时，清理口腔要比鼻腔更重要！

拍打背部

如果发现宝宝憋气不呼吸或脸色变暗，表示吐出物可能已进入气管，马上使其趴在家长膝上或床上（硬质床），用力拍打其背部4～5次，使其能将吐出物咳出。

刺激脚底板

如果以上步骤都做了，但宝宝仍无反应，即刻用力拍打宝宝的背部或揪掐刺激脚底板，目的在于使宝宝因感觉疼痛而哭叫，会哭表示宝宝能呼吸，氧气能进入肺部，防止缺氧。

在上述家庭急救的同时，应同时拨打120呼救，或准备急送医院进行抢救。

第3章 新生儿营养小贴士

- 体重
- 夜醒
- 补钙
- 智力
- 消化

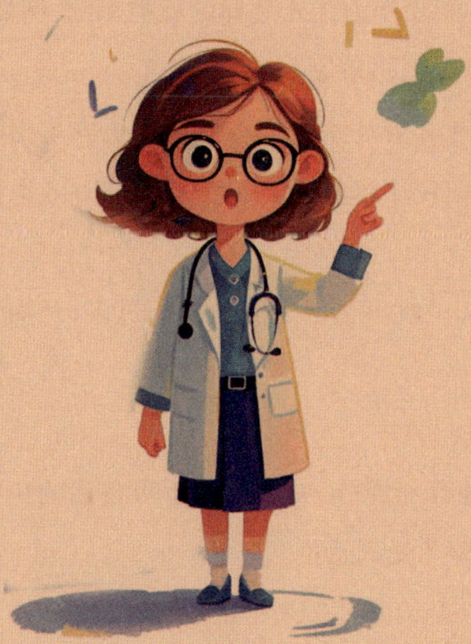

72. 配方奶粉不如母乳有营养吗？

母乳是满足小婴儿生理和心理发育最好的天然食物。一般情况下，医生都会鼓励母乳喂养。但是，由于有些宝妈母乳不足，或者存在某种原因不能哺乳，就需要用配方奶粉进行替代喂养了。那么，配方奶粉真的不如母乳有营养吗？

目前，我国配方奶粉的营养成分已经非常接近母乳了，通过添加一些营养素，也让配方奶粉具有很多独有的优点。

■ 市场上配方奶粉品种有很多，可以满足不同宝宝的营养需求。首先，普通的配方奶粉不仅可以提供和母乳一样的能量，也添加了很多营养素，可以保障宝宝的生长发育需求。其次，还有一些特殊医学用途的配方粉，是用于医学治疗使用的，对于正常的宝宝来说没有必要选择。

■ 普通配方奶粉中的维生素K、维生素D含量都比母乳高，使用配方奶粉喂养减少了因维生素K缺乏引起的出血症；也可以减少维生素D缺乏（配方粉喂养仍需要补充维生素A、维生素D）。

■ 一些宝宝患有特殊疾病，配方奶粉可能要作为优先选择的乳类来源，例如，患有苯丙酮尿症（PKU）的宝宝需要使用PKU专用奶粉等。

■ 配方奶粉中的高热卡配方粉，可以使出生时体重较轻的婴儿更容易摄取足够的热量，实现体重的增长及生长追赶，但使用这种配方粉需要遵从专业医生的指导。

■ 配方奶粉中的脂肪含量没有母乳多，一般不会引起脂肪摄入过多，从而避免肥胖。

当然，配方奶粉也存在一些弊端。

■ 营养成分不全面：母乳中含有上百种营养成分，并且含有不可替代的免疫成分（营养性被动免疫），这样会更容易避免婴儿受到感染。

■ 成本高：配方奶粉的价格相对比较贵，会给家庭带来一定的经济负担。

■ 冲调时间长：配方奶粉冲调需要将开水晾至适当的温度，冲调时间长，在宝宝突然需要喝奶时不能及时喂养。

■ 存在污染的风险。冲调好的配方奶粉长时间放置在温奶器中,或者放置在环境温度较高的地方、冲调的水温度不适宜、奶粉有质量问题等,都会导致奶液中可能含有病菌,对宝宝的健康不利。

■ 用配方奶喂养的宝宝更容易出现便秘。

■ 用配方奶喂养的宝宝发生食物过敏的风险稍高一些。

总之,母乳与配方奶粉各有优缺点,在没有特殊情况时,应当首先选择母乳喂养。

73.配方奶越浓越有营养吗?

配方奶粉是母乳不足或无法母乳喂养时小婴儿的首选食物,但配方奶粉喂养并不是一件简单的事。每一罐奶粉都标注了冲调比例,通常情况下,我们都应按照冲调比例配制奶粉。有些新手爸妈认为配方奶越浓越有营养,就将奶粉冲得很浓去喂宝宝,偶尔给予宝宝一两次过浓的配方奶,一般影响不大,但长期给予过浓的配方奶会给宝宝造成许多不利影响。

■ 由于婴儿的胃肠道发育尚未完全成熟,长期给予过浓的配方奶喂养,会额外增加胃肠道负担,造成消化不良,如呕吐、腹胀、腹痛、便中带有奶瓣、便秘,严重时会出现便血。长此以往可使宝宝对喝奶产生抗拒心理,后期出现喂养困难等,长期消化不良可出现贫血、呃逆、口腔溃疡、消化道出血、营养不良等。

■ 奶粉中含有钠离子,如果浓度过高,宝宝饮用后会出现血中钠离子含量增加,使血管压力升高,影响脑部发育,同时也会增加其他脏器的负担。

■ 长期喝过浓的配方奶,会造成水分摄入相对少,时间一长,婴儿可出现尿少、排尿哭闹、水肿、血尿、尿路感染、肾结石,严重者可出现肾衰竭等。

■ 喂养过浓的奶粉,可造成营养过剩、肥胖,甚至成年后患“三高”疾病的风险也会增加。

配方奶不能调配过浓，是不是可以将奶粉冲得稀一点儿呢？如在宝宝生病期间，可暂时将奶粉稍微冲得稀一点儿，甚至减少单次喂养量，并适当增加喂养次数，这样可减轻宝宝的胃肠道负担。但长期将奶粉冲调得过稀也有危害，过稀的奶粉可使各种营养成分含量相应减少，会造成各种营养不良性疾病的发生，如消瘦、生长缓慢、营养性缺铁性贫血，抵抗力下降，甚至可影响宝宝的精神、运动、智力发育等。

过浓或过稀的配方奶冲调方式都会对宝宝造成不利影响，因此，在给宝宝冲调配方奶粉时，一定按标注的调配比例进行冲调(要使用奶粉自带的量勺)，同时应注意冲调水温及冲调顺序，因为冲调水温会影响奶粉中含有的营养素，冲调顺序会影响奶粉的浓度。另外，应注意不要经常更换奶粉，因为不同奶粉的营养成分不同，经常更换奶粉易造成宝宝营养素摄入不均衡。另外，冲调好的奶液存放的时间也不宜过长，否则容易滋生细菌。

74.羊奶粉更有营养吗？

现在，越来越多的家长喜欢购买羊奶粉，认为羊奶粉比普通配方奶粉更有营养，而且不会过敏，那么，实际情况是不是这样呢？

在我国古时的医书中就有关于羊奶的记载，可见羊奶的开发利用历史悠久，欧美国家称其为“贵族奶”，国际医学界将其标为“奶中之王”。那么，是不是羊奶更有营养呢？

羊奶粉的营养价值

■ 羊奶粉中营养物质丰富，含有多种脂肪、蛋白质、维生素，以及生物活性物质等。

■ 羊奶粉中含有的营养成分与母乳更接近，更易吸收：羊奶粉中的脂肪球的直径比牛奶中的脂肪球小，更易吸收。奶粉中的蛋白质主要由酪蛋白、乳清蛋白组成，羊奶粉相比牛奶粉，其包含的酪蛋白与清蛋白的比例与母乳更接近，乳清蛋白分子量小，更易于被人体吸收利用；钙、磷、镁等含量也较高，并且钙、磷比例接近2∶1，易于被人体吸收和利用；维生素D的含量也较高，可以减少维生素D缺乏性佝偻病的发生。

■ 喝羊奶粉发生过敏反应的概率比牛奶粉略低。

■ 羊奶粉中乳糖分子含量小，发生乳糖不耐受的概率更小。

羊奶粉的不足

■ 羊奶粉中铁含量低，食用时应注意补充铁元素，否则容易引起缺铁性贫血。

■ 羊奶粉中叶酸、维生素B_{12}的含量也较低，食用时应注意补充叶酸和维生素B_{12}，否则易引起营养性巨幼细胞性贫血，特别是其叶酸含量仅为母乳的1/5左右，若不及时补充，可影响宝宝的智力发育。

■ 羊奶粉有一定的膻味，不易被人群接受。

■ 大多数对牛奶粉过敏的宝宝，喝羊奶粉同样会有过敏情况的出现。

总之，羊奶粉有利有弊，大家可根据自己的情况合理选择。

75. 分层的母乳还有营养吗？

母乳营养价值丰富，易于被人体吸收利用，对宝宝的健康生长发育有不可替代的作用，因此，建议母乳喂养。从母乳的营养价值及所含的活性物质来说，直接哺乳>新鲜母乳>冷藏母乳>冷冻母乳，所以建议能够亲喂时尽量亲喂，不能亲喂的时候可将母乳储存。那么，在储存过程中，如出现母乳分层现象，会影响母乳的营养吗？

要想了解分层的母乳是否有营养这个问题，我们首先要了解母乳分层的原因。各期母乳的成分不同：初乳中脂肪含量少，蛋白质含量多；过渡乳中脂肪含量逐渐增多，蛋白质含量逐渐减少；成熟乳中脂肪含量多，蛋白质含量少，由于母乳中含有蛋白质、脂肪、糖类、水分、微量元素及矿物质等多种物质，而各种物质的密度不同，所以静置后母乳可以出现分层现象。一般情况下，母乳静置后分为3层：母乳中大部分是脂肪、蛋白质、水，脂肪密度最小、最轻，部分脂肪会浮在最上层，呈现为黄色；蛋白质密度较高、较重，一些蛋白质的成分会沉淀在最底层；水的密度介于两者之间，出现在中间层，呈乳白色。

对于冷冻母乳，母乳中的乳铁蛋白、脂肪、乳糖、某些维生素，以及生物活性物质的营养成分会略有下降，但是其他物质，如总蛋白、生长因子、免疫球蛋白（IgA），相对稳定，同时，冷冻对母乳中天然菌群的组成影响不大。

对于分层的母乳需要加热使用。如晃动后分层现象消失，说明母乳没有变质，可以继续喂养；如晃动后出现混合不均匀，或者出现沉淀、颜色改变、异味等，说明母乳有变质，不能继续喂养。在混匀分层的母乳时切忌剧烈摇晃或搅拌，因为这样会使母乳产生过多的气泡，喂养宝宝后会出现肠胃不适的表现，出现吐奶、腹胀、腹痛等；冷冻母乳只能解冻一次，储奶袋用后丢掉，不要重复利用，以免污染母乳。

总之，在母乳没有变质的情况下，分层的母乳依然有营养价值，且营养价值损失非常少，建议坚持母乳喂养。

76. 宝宝出生数天后体重下降是营养不良的表现吗?

宝宝出生之后会有一个“掉水膘”的过程，很多年轻的爸妈认为是宝宝营养不良的表现，非常着急。其实不用紧张。

出生后体重增长应为胎儿宫内体重生长曲线的延续。多数宝宝出生后会有生理性体重下降，这属于正常的生理现象。生后一周内的宝宝因奶量摄入不足、水分丢失、胎粪排出等因素，可出现暂时性体重下降，在出生后第3～4日达最低点，下降范围为3%~9%，以后逐渐回升，至出生后一周左右恢复到出生时体重。如果体重下降的幅度超过10%，或至第10天还未恢复到出生时体重，则为病理状态，应寻找原因。若出生后及时合理喂养，可减轻或避免生理性体重下降的发生。正常足月婴儿出生后第一个月体重增长可达1～1.7kg。

广义的营养不良包括营养低下和营养过度两方面。多数家长口中的营养不良一般指营养低下。营养低下是指由各种原因引起的蛋白质和(或)热能摄入不足或消耗增多引起的营养缺乏病，又称蛋白质-热能营养不良。根据临床表现不同又分为消瘦型、水肿型和混合型。

如何分辨宝宝有无营养不良呢？营养不良的宝宝早期表现为活动减少、精神较差、体重增长减慢，甚至停滞。随着营养不良程度的加重，体重出现逐渐下降的现象，主要表现为消瘦。皮下脂肪层厚度是判断营养不良程度的重要指标之一。皮下脂肪消耗的顺序先是腹部，其次是躯干、臀部、四肢，最后是面颊。以上表现可能不太容易观察，或含有较多的个人主观因素。而体重和身长比较容易测量，也是诊断营养不良的主要指标，可以通过这两项来初步判断宝宝的营养状况。目前我们对于宝宝的生长发育是可以通过生长曲线的监测来实现的，可以从手机下载相应的App完成记录，包括体重、身长和头围，如果发现异常曲线，就建议到医院咨询或就诊了。

预防营养不良，首先提倡母乳喂养，及时添加辅食，定期监测体重、身长、头围，并将各项监测指标标记在生长发育监测图上，如发现体重增长缓慢或不增，应尽快查明原因，及时纠正。

77.新生儿需要额外补充营养剂吗？

家长们都希望宝宝吃得多、长得快，当看到别的宝宝在吃各种营养剂时，也希望给自己的宝宝补充上，而市面上出售的营养剂多种多样，宝宝们真的每一种都需要补充吗？营养剂补充得越多越好吗？多吃会不会对身体有坏处呢？

首先，我们先了解母乳及配方奶粉的组成成分。无论是母乳还是配方奶粉，都包含多种多样的营养，包括蛋白质、脂肪、碳水化合物、多种维生素，以及微量元素等，其中维生素包括维生素C、B族维生素、维生素A及少量维生素D。这些物质对于宝宝增强免疫力、促进肠道的成熟及消化吸收有着重要的意义，同时，宝宝也能从中获得能量，健康成长。有些营养物质是人体无法自行合成的，如果供给量不足，不能很好地满足宝宝生长发育的需要，就必须通过服用营养剂来补充。以下举例说明。

补充维生素A、维生素D的必要性

维生素A和维生素D是与儿童健康密切相关的两种脂溶性维生素，充足的维生素A和维生素D对儿童早期发育及疾病的防治具有积极的作用，缺乏和不足均会影响儿童健康。

胎儿和新生儿体内维生素A和维生素D的营养素含量均低，且生长发育速度较快，对维生素A和维生素D的需求量相对较大，母乳和配方奶粉中的维生素A和维生素D含量不能满足婴儿体格日益增长所需，尤其是多胎儿、早产儿、低出生体重儿，需求量更大。

因此，无论是母乳喂养还是配方奶粉喂养，均需要每日补充推荐摄入量的维生素A和维生素D。

出生后应何时开始补充维生素A和维生素D？

以往有建议在宝宝出生后2周开始补充维生素A和维生素D，目前建议新生儿出生后应该尽早补充维生素A和维生素D，以预防维生素A和维生素D缺乏，保证婴幼儿生长发育所需。

维生素A和维生素D应该如何补充？

出生后应及时补充维生素A每日1500~2000IU，补充维生素D每日400~800IU；早产儿、低出生体重儿、多胎儿剂量要增加；反复呼吸道感染、腹泻期间、缺铁性贫血、营养不良等慢性疾病均需要补充预防量的维生素A和维生素D。

维生素A和D需要交替补充吗?

维生素A、维生素D同补的方式更加合理,适合目前我国婴幼儿及儿童的现状。目前多项研究表明,维生素A和维生素D隔日交替补充的方式并没有明确的优势。

每天吃维生素A和维生素D会不会中毒?

预防性补充推荐剂量的维生素A和维生素D,是基于中国营养学会推荐的每日生理需要量,目前大部分维生素A和维生素D复合制剂均按照上述预防剂量配比生产,只要按照产品说明书的剂量补充便不会引起中毒。

铁剂的补充

母乳中有足够满足宝宝生长所需的铁元素,一般来说无须补充,但是对于早产儿和贫血宝宝要注意铁剂的补充。早产宝宝因为在母亲子宫里的时间短,铁元素储备会大打折扣,胎龄越小,铁元素储备就越少,因此,贫血就成了早产宝宝养育中需要更加注意的问题。这时需要在医生的指导下补充铁剂,直至矫正月龄12~24个月。

贫血一般需要医生通过宝宝的血常规等化验数值来判断,一旦确诊为缺铁性贫血,需要及时添加铁剂,同时在添加辅食时可以为宝宝添加含铁丰富的食物,如肝泥、瘦肉、蛋黄等。

需不需要补充DHA

很多人认为,要想宝宝聪明,在DHA的补充方面不能"输在起跑线上",毕竟DHA是大脑和眼睛发育不可或缺的物质。

DHA的"大名"是二十二碳六烯酸,是脂肪酸家族的一员,属于n-3长链多不饱和脂肪酸,也是细胞膜的重要组成部分。它参与多种人体的生物学进程,对于胎儿、婴儿的脑发育及视网膜发育至关重要。

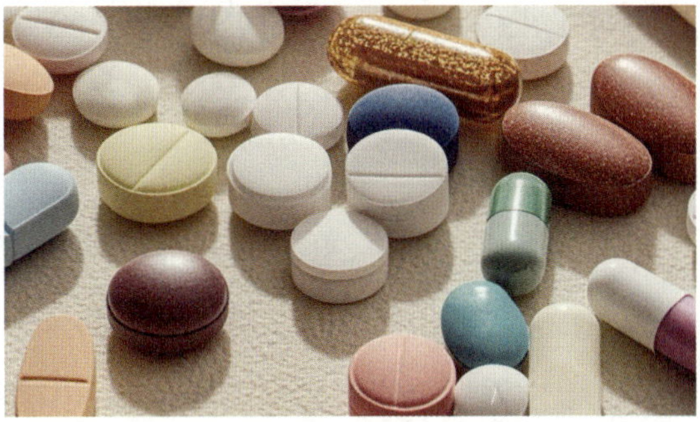

人体如何摄取DHA?

人体所需的DHA一般通过膳食摄取，主要包括富脂鱼类、蛋黄，其他来源包括母乳、栽培海藻等。DHA的结构差异会对它在人体内的吸收产生很大的影响。来源于鱼油、海藻油的DHA的形态为甘油三酯型，其吸收率为50%左右。但是市场上售卖的DHA制品很大一部分为乙酯型，其吸收率大大低于天然型，仅有大约20%。

母婴需要补充DHA吗?

适量补充DHA是安全的，可以维持人体适宜的DHA水平，母亲补充DHA有益于改善妊娠结局、避免产后抑郁。宝宝补充DHA能够改善婴儿早期神经和视觉功能发育，有益于改善婴儿免疫功能和睡眠模式等。

母亲如何补充DHA?

妊娠期和哺乳期女性每日摄入DHA不少于200mg，可通过每周吃鱼2~3餐且有1餐以上为富脂海产鱼(如鲭鱼、沙丁鱼、鲱鱼、鳟鱼等)，每日进食鸡蛋1个，来加强DHA的摄入。若膳食不能满足推荐的DHA摄入量，宜个性化调整膳食结构；若调整后仍不能达到推荐的摄入量，可应用DHA补充剂。建议哺乳期女性每日摄入DHA的上限为1g。

如何为宝宝补充DHA?

婴幼儿每日DHA摄入量宜达到100mg。母乳是宝宝DHA摄入的主要来源，母乳喂养的足月宝宝无须额外补充DHA。如果无法母乳喂养或母乳不足，可应用含DHA的配方奶粉，其中DHA含量应为总脂肪酸的0.2%~0.5%。

早产儿对DHA有特殊需要。多个国内外营养学会建议早产儿每日DHA摄入量为每千克体重12~30mg；美国儿科学会建议出生体重不足1000g的早产儿每日DHA摄入量每千克体重≥21mg，出生体重不足1500g的早产儿每日DHA摄入量每千克体重≥18mg。

最后来总结一下：妊娠期和哺乳期女性适当摄入DHA，母乳喂养的足月儿宝宝无须额外添加DHA，配方奶粉喂养的宝宝需要关注选择配方奶粉的DHA含量。早产儿宝宝需要个体化适量添加DHA，以满足其神经系统、视网膜发育的需要。

78. 白白胖胖的宝宝也会营养不良吗?

很多父母都希望宝宝长得白白胖胖,显得可爱又健康。其实,胖宝宝同样会存在营养不良的问题。有些宝宝过量摄入的并非优质蛋白质,更多的可能是糖和脂肪,让宝宝长得胖乎乎的。这样的宝宝看起来可爱,却可能是“虚胖”,不仅会影响自身的生长发育,还有可能引起营养不良。

衡量一个宝宝是否健康,不能仅根据胖瘦及体重来判断,还需要监测其身长、头围及精神运动发育的情况。首先从体重来看,这里有一个简单的体重计算公式:

0~1 岁的标准体重=(出生体重+月龄)×0.6kg

宝宝体重过大、过胖并不等于身体健康,也有可能是营养不良的一种表现。

营养缺乏所致的营养不良

我们印象中的营养不良大多数是指身材和体重明显低于正常。它可以是由蛋白质摄入不足导致,也可以是由摄入的能量缺乏所致。此外,我们还需要监测宝宝体内微营养素的含量,钙、铁、锌、维生素 A、维生素 D 等的缺乏是目前我国儿童营养状况调查中最常见的,虽然这些微营养素每日的需要量非常少,但对儿童身心的健康发展却非常重要。

为什么说胖宝宝也会出现营养不良

喂养宝宝时,如果侧重于喂食高热量、高脂肪的食物,便会使宝宝体内能量过剩,转化为过多的脂肪堆积在皮下,让宝宝看上去很胖。但营养元素摄入并不足,时间久了就会造成营养不良。所以宝宝过度肥胖也可能存在营养不良。家长要注意观察宝宝平时的饮食习惯是否健康,营养摄入是否全面。

如何变成健康的白胖宝宝

无论哪种喂养方式,过量喂养都会造成宝宝肥胖,但是纯母乳喂养的宝宝发生肥胖的概率要低得多。当进行母乳喂养的宝妈进食含大量油脂、高盐的食物后，乳汁中的脂肪含量就会大大提升，就容易导致宝宝肥胖，因此，宝妈们需要少吃或不吃高热量、高油脂、高糖盐类食物，平时多注意保持健康的饮食结构。对于人工喂养或混合喂养的宝宝则更需要注意适量喂养。有些宝妈为了让孩子多吃一点儿、长胖一点儿，不注意奶量，甚至故意将奶嘴上的孔剪大，试图尝试让宝宝多吃一点儿。其实，我们更建议"按需喂养"，即宝宝需要多少奶就吃多少奶，根据需求逐渐加量，这样才不会造成胃肠负担过重，不会损害宝宝的胃肠道发育。

79. 宝宝出汗多是生病了吗?

很多家长来医院就诊时会问：宝宝什么都好，就是出汗多，这是正常现象还是某种疾病的信号呢？

当宝宝处在炎热环境中、穿得过多或包裹过厚、睡前喝了高热量的奶粉及玩耍后均会出现多汗现象，尤其是在睡眠中出汗更为常见。这是因为宝宝处在生长发育期，新陈代谢旺盛，神经系统发育尚不完善，调节体温的能力不如成人，所以只能通过排汗的形式来散发体内的热量。越小的宝宝调控体温的能力越差，因此更容易受到外界环境、温度的影响，对于这一点，我们只需耐心地等待他们成长，发育逐渐完善即可。

有的家长问，为什么我们宝宝的头一直是湿漉漉的？那是因为宝宝的体表面积小，但是头部汗腺发育得却比身体皮肤上的汗腺成熟，对于小宝宝来说，头部占体表面积的比例要大，因此，头部就成了主要的散热器官。家长们在发现宝宝的额头潮乎乎时，就要及时减少包被，给他们散散热。

然而，还有些宝宝在夜间安静状态下会出现大汗淋漓的现象，甚至汗湿了衣被，但是醒了以后出汗则没有这么明显，时间长了，宝宝食欲减退、睡眠不安、形体消瘦。这就属于盗汗，是不正常的表现，常见于以下几种原因。

缺钙

这种宝宝常常表现为入睡后的前半夜，头部明显出汗。由于枕部受汗液刺激，婴儿经常在睡觉时摇晃头部，与枕头摩擦，结果造成枕部头发稀疏、脱落，形成典型的“枕秃”。但是，只要及时补充维生素D和微量元素钙，因缺钙引起的盗汗现象就会逐渐缓解，不过，这是一个长期的过程，家长们切勿着急。

结核感染

结核感染的宝宝夜间除了出现盗汗外，还会出现低热、疲乏无力、食欲减退、面颊潮红等。如怀疑宝宝感染了结核，应及时到医院就诊，早发现、早诊断、早治疗。

先天性心脏病

这类宝宝往往容易出汗，同时伴有口唇发绀、气喘、吃奶费力等表现，应及时到医院就诊。

对于一个生长发育良好、精力充沛的“汗”宝，家长们无须紧张，只需注意保持室内空气流通、减少包被、勤换衣服、及时补充水分，适当增加营养丰富的食物，注意不要让宝宝感冒就可以了。

80. 宝宝频繁夜醒是饿的吗？

营养和睡眠是宝宝成长的关键。身边很多家长都会说，自己自从有了宝宝，就再也没睡过一个好觉，睡眠成了奢侈品。宝宝频繁夜醒，不仅影响自身的睡眠质量，也会影响家长休息。因此，准确寻找到宝宝频繁夜醒的原因才是关键。

正常睡眠，无论是成人还是婴幼儿，都是从**浅睡眠期**至**深睡眠期**、再进入浅睡眠期的过程。在这个过程中，进入深睡眠期的宝宝会睡得特别熟，不容易被吵醒。

麒麟宝宝课堂

浅睡眠期和深睡眠期

当你刚刚躺在床上、开始进入梦乡的时候，身体开始放松，心跳和呼吸慢慢变得平缓。但如果你听到一点儿响动，还是很容易被吵醒。你的眼睛不再四处乱转，大脑也开始放慢节奏，但还没完全进入休息状态。这个阶段称为浅睡眠期，在你的整个睡眠中占了很大的一部分，大约是一半的时间。在这个阶段，你的大脑正在整理一天的记忆，帮助你恢复精力。深睡眠期是你睡得最沉的时候，你的身体完全放松，心跳、呼吸和血压都降到了最低点，肌肉也完全松弛，这时候想叫醒你可不容易。你的眼睛不再动，大脑也进入了深度休息状态。这个阶段虽然只占你总睡眠时间的一小部分，但它非常重要，因为它帮助你的身体进行深层的修复和恢复，也是你免疫系统和记忆巩固的关键时期。这个阶段还是你身体生长激素分泌最旺盛的时候，帮助你修复组织和肌肉。随着年龄的增长，这个阶段会逐渐减少，这也是老年人的睡眠往往比较浅、恢复得也慢一些的原因。

婴幼儿期的宝宝（尤其是新生儿）以睡眠状态为主，不分昼夜。其中，浅睡眠和深睡眠各占50%，并且周期短、次数多。随着宝宝的成长和脑功能发育完善，总睡眠时间会慢慢减少，并且在父母作息的引导下，渐渐养成白天浅眠、夜间长睡的习惯，浅睡眠期到深睡眠期的周期也相应延长，深睡眠时间占总睡眠时间的比例相应提高。

有些宝宝会在刚入睡或浅睡眠时有各种动作，如睁眼、吸吮、翻身、啼哭等，有的还会轻轻转头、半睁眼。随着宝宝逐渐长大，白天活动增多，晚间浅睡眠期的表现除了肢体轻微活动，还会有呓语、夜哭等。即便宝宝有轻微睁眼也无须担心，这些都是无意识的动作，而有些家长在这个阶段会担心宝宝是不是不舒服、是不是要小便、是不是想吃奶等。于是，家长们会立刻查看情况，有些母亲会立即把宝宝抱起来喂奶，这种行为无疑叫醒了睡梦中的宝宝，同时，频繁夜奶会让宝宝吃得过饱，反而令其更难以入眠。宝宝在反复多次被叫醒喂奶后，形成了规律，养成了夜醒的习惯。

当然，除了以上生理原因外，我们还需要注意以下几种原因。

喂奶频繁

当宝宝哭闹、母亲束手无策时往往会选择喂奶，宝宝被喂得过饱造成胃肠道不舒服，则会半夜惊醒，甚至出现呕吐。其实按需喂奶更好，对于新生儿来讲，两次喂奶间隔最好为2~3小时，而对于2~3个月大的宝宝则可以稍微延长喂养时间，有的宝宝在睡前吃了足够的奶，夜间可根据实际情况只喂1~2次奶。

该换尿不湿了

尿不湿引起不舒服也是宝宝常见的夜醒原因，所以最好在宝宝睡觉之前换上一片干净的尿不湿，夜间在宝宝有啼哭的情况下，先检查尿不湿的情况。

身体不适

宝宝在出现身体不适的时候会睡不踏实，夜间惊醒大哭则是给我们的信号。湿疹、胃肠道不适、鼻塞、有感染都会影响睡眠。找到病因对症治疗，等宝宝恢复健康了，夜醒现象自然就减少了。

冷热不适

随着年龄增加，宝宝对于温度的敏感性会慢慢增加，过冷或过热都会造成宝宝睡眠不安，所以家长们也可以注意宝宝的皮肤温度、面色、手足冷热情况，来调整室温的高低和包被的厚度。

营养缺乏

宝宝在缺乏维生素D和钙会导致大脑皮层兴奋性增加，频繁夜间惊醒，对刺激易惊。这种情况下，首先要监测维生素D和钙的水平，在积极补充维生素D和钙后，多晒太阳，宝宝频繁夜醒的现象将会改善。

3个月前的宝宝生长迅速，夜间也要吃奶，所以多次夜醒是正常现象，随着宝宝生长速度的下降、单位体重对能量需求的减少及睡眠习惯的逐渐养成，睡眠时间就会慢慢变长，夜醒超过4次就可以认定为频繁夜醒，如果宝宝长期频繁夜醒，会影响其生长发育，就需要考虑就医了。

81.新生儿需要补钙吗?

新生儿的生长速度很快，钙的需要量相对较多。我国传统的膳食结构虽然有很多优点，但缺少含钙高的食物。因此，家长们对于宝宝补钙这件事非常关注，那么新生儿到底需不需要补钙呢?

目前市面上的配方奶粉中，已经添加了足够新生儿生长需求的钙，可以满足宝宝的需要，所以用配方奶粉喂养的宝宝不需要额外补钙。而对于母乳喂养的宝宝，虽然母乳中钙含量比牛奶少，但是更加利于宝宝吸收，一般也无须额外补充。摄入过量的钙反而会对骨骼造成损害，还容易出现脏器钙化，对肾脏也会造成负担。有些家长会买一些钙制剂来补钙，这些钙制剂中相当大的部分是无法被身体所吸收的，从而与宝宝肠道中的脂肪融合成为皂钙，这样一来，便秘就成了最大的隐患。在我们身体中的钙、锌、铁等微量元素是相对平衡状态的，刻意补钙往往会使宝宝缺锌、缺铁，这样一来，宝宝会出现食欲下降、贫血等情况。严重的时候有可能引起囟门早闭，影响脑容量的发育。

但是，双胞胎、早产儿、生长过快或在冬季出生的宝宝比其他孩子往往更容易缺钙，应注意提前预防。平日补充维生素D即可，维生素D可有效促进钙的吸收，避免钙的缺乏。若宝宝有异常抖动或抽搐的情况，需要及时化验血钙及25羟维生素D的含量，避免因低钙血症引起抽搐，甚至喉痉挛、窒息，并及时补充钙剂。当然，有些宝宝会在婴儿期出现钙元素摄入不足，他们通常会表现出烦躁不安、不易入睡，入睡后总是惊醒；出汗多；头发黄且稀疏、枕部脱发、囟门闭合迟；严重缺钙的宝宝也会出现神情淡漠、表情少，6个月时比同龄宝宝出牙晚；在生长发育期间动作和语言都比同阶段的宝宝落后。有以上这些情况出现时，需要及时就医，遵医嘱及时补充钙剂。在饮食中添加虾皮、豆类、鱼类等含钙量高的食物也有利于“补钙”。有条件的话，可让宝宝多晒晒太阳，有利于钙很好地吸收。

最后要和家长们说的是，有的家长不愿意让宝宝抽血化验，提出通过化验头发、体毛来检测钙含量。其实，毛发的检测结果并不准确，不可作为诊断依据。

82. 宝宝勤晒太阳还需要补钙吗？

为宝宝补钙是很多家长都很关心的问题，相信也有很多人听说过这样一种说法，那就是宝宝缺钙的话需要多晒太阳。那么这种说法究竟是否正确呢？而晒太阳和补钙之间又有怎样的联系呢？现在，我们就来好好聊一聊这个问题。

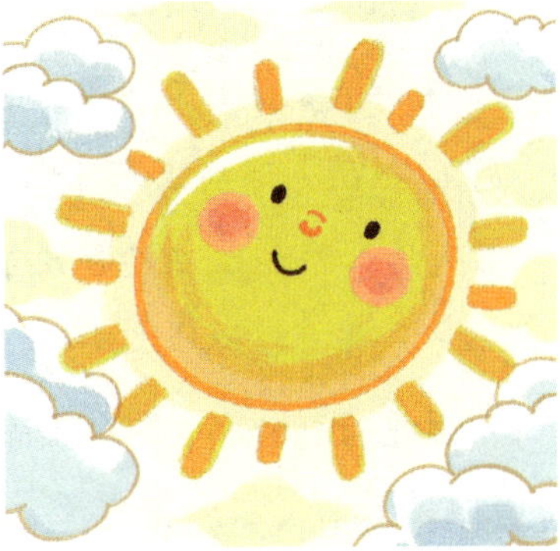

首先，要肯定的是，宝宝需要通过晒太阳来补钙，如果没有缺钙的情况，一般不需要额外补充钙剂，但需要补充维生素D。那么，我们就会发现，如果想要弄清晒太阳和补钙的关系，我们就一定要了解维生素D。

维生素D包括维生素D_2和维生素D_3。维生素D_2主要存在于植物中，通过食物被人体摄取。维生素D_3由光照合成而来（人体皮肤暴露在阳光下），是体内维生素D的主要来源。人类皮肤中的7-脱氢胆固醇（7-DHC）是维生素D生物合成的前体，经日光中的紫外线照射（波长为290~320nm）变为胆钙化醇，即内源性维生素D_3。皮肤产生维生素D_3的量与日照时间、波长、暴露皮肤的面积有关。

维生素D本身是没有生物活性的，只有在肝脏、肾脏中依次转化成1,25-二羟基维生素D，也就是骨化三醇后，才具有生物活性。1,25-二羟基维生素D是维持钙、磷代谢平衡的主要激素之一，具有对抗佝偻病的生理功能。

- 可以促进小肠黏膜细胞合成一种特殊的钙结合蛋白，来增加肠道对钙的吸收，磷随之被吸收。
- 还可以增加肾脏对钙、磷的重吸收。

■ 还可以促进旧骨的重吸收、新骨的成熟。

麒麟宝宝课堂

佝偻病

佝偻病是一种以骨骼病变为特征的慢性营养性疾病，主要是由于儿童体内维生素D不足而导致钙、磷代谢紊乱。这就像是儿童的骨骼在发育过程中遇到了障碍。如果孩子们的身体里缺少一种叫作维生素D的重要营养素，那么他们体内的钙和磷这两种对骨骼健康至关重要的矿物质就会失去平衡。这种病主要影响那些还在长身体的儿童，尤其是骨头末端还在生长的部分。如果得了佝偻病，患儿的骨头可能不会像健康儿童那样坚硬和结实，而是变得软软的，容易变形。

佝偻病的一些明显迹象包括手腕和膝盖部位的骨头变粗，腿可能会变成弓形，脊柱可能会出现弯曲。患儿可能会骨折、感到骨头疼，或者牙齿发育不正常。简单来说，佝偻病就是因为身体里缺少维生素D，导致钙和磷不能正常工作，影响骨头的正常硬化，最终导致骨骼出现各种问题的一种病。

因此，预防缺钙的关键在于晒日光浴与适量补充维生素D。一般可不加服钙剂，但乳类摄入不足和营养欠佳时可适当补充钙剂。

那么，宝宝要如何晒太阳呢？

要知道，紫外线是不能透过玻璃窗的，所以让宝宝在室内晒太阳是没有作用的。宝宝们长期过多地在室内活动，会使内源性维生素D生成不足。出生1个月后可让宝宝逐渐开始户外活动。带宝宝到人少、空气新鲜的地方，开始户外活动的时间由每日1~2次、每次10~15分钟，逐渐延长至1~2小时。冬季日照短，紫外线较弱，也会影响维生素D的生成。因此，冬季要注意保证每日1~2小时的户外活动时间，可以仅暴露面部、手部，注意身体保暖。夏季阳光充足，可在上午和傍晚进行户外活动。有研究显示，每周让母乳喂养的婴儿户外活动2小时，仅暴露面部和手部，可使婴儿体内的维生素D水平维持在正常范围的低值。

因此，只要让宝宝多晒太阳、适量补充维生素D，一般是不需要再补钙的。

83. 正确补铁对宝宝的智力发育有帮助吗?

有很多家长认为,宝宝出现贫血时才需要去补铁,其实很多情况并不是这样。补铁确实可以治疗缺铁性贫血,但给新生宝宝,尤其是早产宝宝补铁,不仅可以改善他们的铁缺乏状态,同时也会对宝宝的智力发育产生很大的影响。

铁是人体必需的微量营养素之一,它参与了人体多种代谢活动,包括造血和生长发育。铁缺乏是全球最常见的营养缺乏性疾病,新生宝宝,尤其是早产宝宝是缺铁的高危人群。

新生宝宝体内的铁大约有60%是在出生之前3个月获得的,而这段时期也是脑发育最迅速的时期,但是很多早产宝宝没有经历这段时期就提前出生了,因此,早产宝宝比足月宝宝更容易出现铁缺乏,也更容易出现贫血。虽然宝妈在妊娠期补铁能够在一定程度上降低铁缺乏的发生,但是仍有近半数的新生宝宝在出生以后存在着缺铁的情况。因此,给早产宝宝补充铁剂是必需的。

铁元素是胎儿和新生儿大脑发育所必需的重要的微量营养素,当人体铁供应不足的时候,大部分铁被优先用于合成红细胞,就会导致脑组织的铁供应不足,就会改变铁依赖的中枢神经系统的发育,包括神经细胞的生长、神经递质的分布及脑组织的发育,还有很多早产宝宝可能会出现认知功能损害,而这些问题可能到他们的幼儿期或青少年期才能够被识别,包括一些注意力缺陷、焦虑、社交障碍等。因此,对于所有的早产宝宝,我们在出生之后必须进行补铁的治疗,以尽量避免他们因为早期铁营养的缺乏而出现神经发育障碍。

84. 需要了解的益生菌

大多数人都知道益生菌,也知道含有益生菌的产品越来越多,那么,究竟什么是益生菌?益生菌可以在婴幼儿中使用吗?它又是如何分类的?这些问题恐怕很多人都不是很清楚，今天就向大家介绍一下。

近些年来，对于益生菌的研究飞速发展，很多观念不断被更新。WHO对益生菌的定义为“当摄入量足够时，会对宿主产生健康益处的活性微生物”。通过WHO这个定义，我们就知道益生菌首先要达到足够的数量，还必须是活菌，必须对人体健康有益处，达不到这几点要求就不是益生菌。在我们人体内的两类主要益生菌是乳杆菌和双歧杆菌，它们对婴幼儿的营养及健康尤其重要。

益生菌有很多分类方法，根据国内外专家学者对益生菌的最新研究，我们可以按照菌株来源将益生菌分为两类。

第一类是天然人体来源的菌株。这类菌株是与人类共同进化的菌株，是亲和人体的，而且具有许多独特的生理特性，如能够通过肠-乳腺轴进入母亲的乳汁，随哺乳传递给婴儿，可以在肠道合成叶酸、B族维生素等。很多研究证明，这种人体来源的益生菌株（亲和人体益生菌）才是更理想的人类益生菌，特别适用于婴幼儿，对人体有更多的功效和更高的安全性。这类菌株包括来源于母乳的益生菌（发酵黏液乳杆菌CECT5716等）和来源于健康婴儿肠道的双歧杆菌属（长双歧杆菌长亚种BB536、短双歧杆菌M-16V、婴儿双歧杆菌M63等）。

第二类是非天然人体来源的菌株，对人体同样具有健康作用，但是在生命早期不会出现在婴儿肠道中，尤其不会出现在纯母乳喂养的婴儿肠道中，因为母乳中溶菌酶含量很高，这类菌株不会在母乳中存活，因此就不会发挥作用。其代表菌株为来源于动物的动物双歧杆菌和来源于乳制品的乳双歧杆菌。

一般情况下，大多数非天然人体来源的菌株在母乳中难以存活。但是，如果这些菌株具有特殊的抗逆性机制，如某些细菌可以形成芽孢来抵抗不良环境，那么它们在母乳中可能会存活一段时间。

麒麟宝宝课堂

宿主

宿主指的是能为寄生物包括寄生虫、病毒、细菌等提供生存环境、营养等条件的生物个体。在这里指的是我们人体。

85. 如何选择益生菌?

当前,关于益生菌产品的广告铺天盖地,益生菌似乎成了“万能药”,腹胀、腹泻、便秘“统统包治”。那么,益生菌都有哪些种类? 该如何选择益生菌呢?

益生菌是定植在人体内、对宿主有益的活性微生物。顾名思义,益生菌肯定是对人体有益的。近年来,益生菌在婴儿中的应用日渐增多。良好的婴儿的肠道微生态能保护其免受感染性疾病、过敏性疾病和消化道问题的侵扰。给婴儿补充益生菌,有助于改善肠道环境,增强宝宝自身的抵抗力,增进食欲,促进宝宝对营养物质的吸收,改善宝宝的消化功能,减少或减轻便秘、腹泻,缓解乳糖不耐受症。

目前,国内常用的益生菌有双歧杆菌、保加利亚乳杆菌、嗜酸乳杆菌、嗜热链球菌、粪肠球菌、布拉氏酵母菌、醋酸梭状芽孢杆菌、枯草杆菌、罗伊氏乳杆菌等20余种。因为人体健康肠道内95%的益生菌是双歧杆菌和嗜酸乳杆菌,下面主要简单介绍一下它们。

双歧杆菌

双歧杆菌具有调节肠道菌群的作用,可以治疗腹泻,包括抗生素相关性腹泻;还可以刺激肠蠕动,减少水分的过度吸收而缓解便秘症状;还可以发酵乳糖,有效缓解乳糖不耐受症状。此外,双歧杆菌在人体肠内发酵后可产生乳酸和醋酸,能提高人体对矿质元素如钙、铁的利用率,促进铁和维生素D的吸收,还可以产生多种营养物质,对人体具有重要的营养作用。这么一看,双歧杆菌真是棒棒哒!

嗜酸乳杆菌

嗜酸乳杆菌可以调整肠道菌群平衡,抑制肠道不良微生物的增殖;促进乳糖的消化吸收、缓解乳糖不耐受;提高人体对蛋白质、维生素的吸收能力;提高人体免疫力的能力等。嗜酸乳杆菌还可以调节免疫平衡,降低过敏反应的发生率,缓解过敏症状。

了解益生菌的种类之后，又要如何选择益生菌呢？

首先，肯定是要选择安全、有效的益生菌。因此，选择正规品牌还是很重要的，因为正规品牌益生菌的功效是经过临床验证的。上文已经介绍了常用益生菌的作用，不同的益生菌有着不同的功效，因此，应该根据不同的功能需要来选择适合宝宝的益生菌产品。最好选用含有嗜酸乳杆菌、双歧杆菌和婴儿双歧杆菌的益生菌产品，其中，婴儿双歧杆菌是婴幼儿时期特有的优势菌种。

益生菌该怎么服用呢？益生菌的说明书中会提示温水冲服或加入牛奶、果汁服用。冲服温度不宜过高，因为益生菌都是活菌，最适宜的温度应该和人体体温一样，约为37℃。如果冲泡温度过高，有的家长甚至直接用开水冲泡，那么活菌就都被杀死了，也就没有相应的作用了。因此，家长们一定要谨记，要用不超过40℃的温水冲泡益生菌。

有很多生病的宝宝可能会需要服用益生菌，这时候要谨记，如果宝宝同时需要服用抗生素的话，益生菌一定要与抗生素分开服用，并且间隔时间最好能够达到2小时。因为抗生素是杀菌的，如果一起吃，益生菌就都被抗生素杀死了，所以，一定要记住分开服用。

86. 益生菌的服用剂量和时间，你知道吗？

当今，越来越多的人认识到了益生菌的重要性，无论是在疾病治疗方面还是健康保健方面，益生菌都在被广泛地使用。然而，关于益生菌使用的剂量和时间，很多人却不甚明了，今天我们就给大家讲一讲。

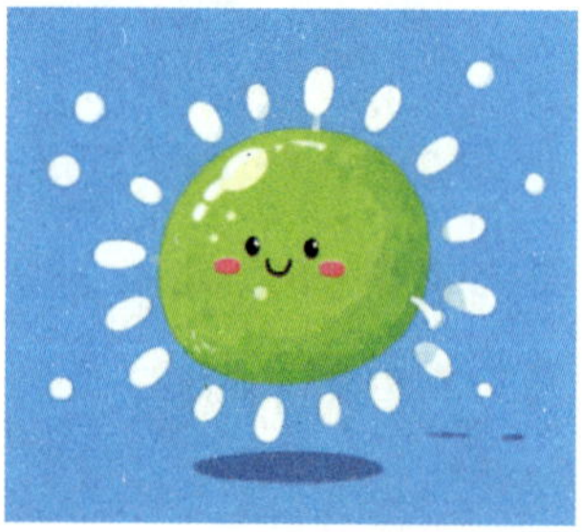

益生菌的服用剂量是有一定范围的，其推荐摄入量主要集中在每天100万到100亿CFU（CFU：菌落形成单位）。益生菌服用的具体剂量因菌株和个体差异而异，一般建议每天摄入10亿到100亿CFU的益生菌。

如果将其用于特殊治疗，需要按照医生的建议选择菌株和剂量。

益生菌的服用时间

■ 随餐服用：可以在餐（或奶）中同时服用益生菌。

■ 餐后服用：可以减少胃酸对益生菌的破坏，提高益生菌的存活率。

益生菌的服用周期

益生菌的服用周期会比较长，一般分为4个时期（表3.1）。

■ 竞争期：服用益生菌后的1~4周，肠道内的有害菌会抑制益生菌的生长，双方处于博弈阶段，互相竞争。

■ 优势期：服用4~8周后，益生菌逐渐占上风，有害菌的数量开始低于益生菌，症状开始改善。

■ 巩固期：继续服用8~12周，益生菌和体内原有的有益菌协同作用，使肠道内的益生菌比例越来越高，有害菌的比例越来越低，症状改善明显。

■ 稳定期：服用12周以上，益生菌在体内占有足够的优势，效果显现。为了防止有害菌卷土重来，建议将摄入量减半，以巩固效果。最好坚持服用半年左右，如果是疾病治疗，建议咨询医生。

表3.1　服用益生菌的4个时期

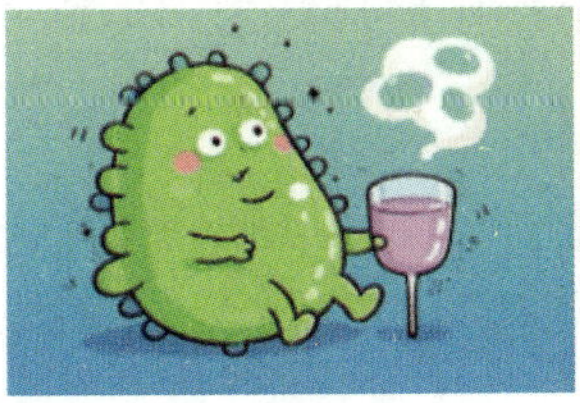

竞争期	1~4周
优势期	4~8周
巩固期	8-12周
稳定期	12周以上

最后说一下注意事项：①与抗生素联用：大部分益生菌对抗生素敏感，与抗生素联合使用时应间隔2~3小时。②贮存条件：目前，随着益生菌生产技术的提升，多数益生菌已经可以常温保存，但还有一些需要冷藏保存，使用时需要看好说明书。③使用时的水温：益生菌在较高的温度下可失活，应使用水温不超过40℃的温开水送服。

87. 什么情况下需要补充维生素K?

Q

"医生，维生素K也属于维生素吗?"

"医生，宝宝母乳喂养，也要补充维生素K吗?"

"宝宝在什么情况下必须补充维生素K?"

"维生素K必须打屁股针吗?"

"口服维生素K效果是不是不好呢?"

了解维生素K

维生素K是一种脂溶性维生素，与人体的凝血过程有关系。宝宝少量缺乏维生素K会造成凝血时间延长，严重缺乏维生素K会导致凝血功能障碍，可能引起皮肤、肺内、胃肠道，甚至颅内等各部位的广泛出血，未及时救治，甚至可能危及生命。

补充维生素K的方法

宝宝出生后，医院会为其常规补充维生素K，有肌内注射或口服两种方式。为了预防维生素K缺乏性出血，目前首选的补充方法是肌内注射，无论哪种方式均可将维生素K缺乏性出血的发生率大幅下降。

如果宝宝的出生体重≥1500g，通常肌内注射维生素K 1mg；如果宝宝的出生体重<1500g，则只需要肌内注射维生素K 0.5mg。如果不想选择肌内注射的方式，还可以用口服的方式补充，但是需要在出生后6小时内、生后2周，以及出生后4周口服维生素K各2mg。

什么情况下需要特别补充维生素K?

如果母亲在产前因为基础疾病曾经应用一些特殊的药物，如酶诱导类抗癫痫药(苯巴比妥、苯妥英、卡马西平)、香豆素类抗凝血药、抗结核药(主要是利福平)等,都可能导致宝宝出生后维生素K缺乏,需要尽早(出生后6小时内)给宝宝单次肌内注射维生素K 1mg,并严密随访。

如果新生宝宝存在先天性胆道闭锁、胆汁淤积症、肝炎综合征、迁延性及慢性腹泻、抗菌药物应用≥7天正在接受治疗的情况,宝宝自身维生素K合成或吸收功能可能下降,需要每周肌内注射维生素K 0.5~1mg。

母乳喂养的宝宝需要补充维生素K

母乳喂养的宝宝更应该补充维生素K。因为纯母乳喂养是晚发性维生素K缺乏性出血的主要危险因素。分娩1月后,母乳中维生素K的含量是配方奶中的1/20~1/3,含量很少,会导致宝宝血清中的维生素K持续很低的水平,直至出生后4个月左右。因此,单纯母乳喂养的宝宝除在出生后肌内注射维生素K,还应在出生后4周时再次肌内注射维生素K 0.5~1mg;如果是选择口服方式的宝宝,应在出生后尽早、出生后2周、出生后4周分别口服维生素K 2mg。

维生素K难以通过胎盘,再加上由于胎儿肝酶不成熟,使其自身合成维生素K功能差,母乳中的维生素K含量很低,这些因素都会导致新生儿血清中的维生素K水平比较低,因此,新生儿是发生维生素K缺乏性出血的高危人群。但是家长不必太过担心,只要在医生的指导下规范地补充维生素K,就可以有效预防维生素K缺乏性出血啦。

88.新生儿有必要检测微量元素吗?

很多家长看到宝宝有夜里莫名啼哭、出汗多、头发稀疏或发黄、生长发育缓慢等情况时,首先会考虑给宝宝检测微量元素。我们通常所说的微量元素包括钙、镁、锌、磷、铜、锰、硒等矿物质。目前认为,微量元素在身体中占比很小,宝宝进食母乳及配方奶粉即可以满足日常生长发育所需,因此无须额外补充。

2009年国家卫生管理部门规定:除了血铅检测外,医疗机构临床实验室不得开展其他重金属和类金属的临床检测,不得出具临床检测报告,尤其是对于6个月以下的婴儿。2013年10月18日,国家卫生健康委员会(原国家卫生和计划生育委员会)发布《关于规范儿童微量元素临床检测的通知》,明确说明微量元素检测不宜作为常规体检项目。

为什么说新生儿没必要检测微量元素呢?简单来说,原因有3个方面。

■ 血液中微量元素的含量不能代表体内该微量元素的总量及整体情况。

■ 微量元素在人体内不是均匀分布的,有的元素在血液中含量很少,通过验血判断全身微量元素的营养状况,其结果是不准确的。

■ 检测结果只代表宝宝近期体内微量元素的情况,和近期进食营养有关,并不是身体常态的水平。

只有极个别真正存在吸收、利用障碍的宝宝,如早产儿、某些先天性遗传代谢病患儿,或者存在不明原因的慢性腹泻、反复呼吸道感染、发育迟缓等症状的宝宝,经专业儿科医生评估后,才有可能需要进行微量元素检测。

一般来说,临床上诊断相应微量元素缺乏,需要专业医生根据新生儿的详细病史评估、体格检查、正确的检测方法和实验室指标进行检测和膳食营养评估,只有通过这些综合的措施,才能比较准确、科学地判断宝宝是否缺乏微量元素等营养素,不是仅凭某一项检测就可以下诊断的。至于是否需要给宝宝补充微量元素,补多大量,则应该由医生来决定。

这里特别强调钙剂补充。目前无论是母乳还是配方奶喂养,其中钙的含量都可以满足孩子的需要,无须额外补充。摄入过量的钙反而会对骨骼造成损害,容易出现脏器钙化,对肾脏也是一种负担。

综上所述,家长们切勿盲目地为宝宝补充微量元素,科学喂养才是我们更需要关注的事情。营养成分的最好来源就是食物。营养均衡的食材,合理的烹饪方式,才是最好的保健秘籍。

89. 什么是乳糖不耐受？

宝宝出生后即成为家庭生活的焦点，他们的健康问题自然也成为家长们最关心的事项。当宝宝出现喝奶后腹泻、胀气、排气增多等症状时，家长们往往会担心宝宝发生了消化不良。然而，有时候这些问题可能是由“乳糖不耐受”引起的。下面我们就来详细了解一下乳糖不耐受。

什么是乳糖不耐受？

乳糖是母乳和牛奶中的主要碳水化合物，是一种双糖，需要在肠道内通过乳糖酶的作用分解成单糖后才能被身体吸收。乳糖不耐受的宝宝因为肠道内乳糖酶的分泌量减少或活性不足，无法完全消化乳汁中的乳糖，导致产生过多的酸性物质和气体，从而引发腹泻、肠鸣、腹胀气等症状。

乳糖不耐受的宝宝有哪些表现？

观察便便的性状

由于酸性物质刺激肠壁，增加肠蠕动，宝宝可能会出现腹泻。他们的大便通常呈黄色或墨绿色稀糊状，有时带有泡沫，甚至水便分离。长期严重腹泻的宝宝还可能出现黏液血便。

听宝宝肚子

乳糖酵解产生的气体在肠道内聚集，会导致肚子胀气，宝宝可能会频繁放屁，肚子“咕咕”作响。还会出现大便泡沫多、宝宝易哭闹等情况。

闻便便气味

乳糖不耐受的宝宝大便中含有酸性物质，因此便便会有酸臭味，有些宝宝甚至会有口臭。

如果宝宝出现上述一种或多种症状，就可能是乳糖不耐受。简单来说，就是“吃奶就拉稀，不吃就不拉”。

麒麟宝宝课堂

新生儿乳糖不耐受的解决方法有哪些?

第一,坚持母乳喂养。虽然母乳中也含有一定的乳糖成分,但是母乳是新生儿最好的营养食品,出现乳糖不耐受的情况后,也要尽可能坚持母乳喂养。可以选择给宝宝酌情添加乳糖酶,从而起到分解和消化乳糖的作用。

第二,更换奶粉。如果为新生儿选择配方奶粉喂养,在出现乳糖不耐受的问题后,则需要更换无乳糖配方奶粉,但大部分新生儿的乳糖不耐受是继发性的,无乳糖配方奶粉的使用时间不宜过长。

第三,改变喂养方法。出现乳糖不耐受的情况后,喂奶时就应该采取少量多次的喂养方法,让宝宝逐渐适应各种乳制品。

90.乳糖不耐受的检测方法是什么?

乳糖不耐受的实验室诊断方法多样,目前常用的主要有3种:氢气呼气试验、大便还原糖测定和尿半乳糖试验。下面我们分别简单介绍这些方法,并进行对比。

氢气呼气试验

■ 方法:口服适量乳糖后,在3小时内多次测定呼气中的氢气浓度,并与空腹水平进行比较。如果氢气浓度升高到相应数值,则判定为乳糖不耐受。

■ 优点:使用专门的气压测试仪测定氢气浓度,准确率较高;操作无创。

■ 缺点:操作时间长达3小时,需要受试者良好的配合,不适宜新生儿和小婴儿的乳糖不耐受诊断。

大便还原糖及pH值测定

■ 方法:大便涂片显微镜下常规检查阴性后,采用醋酸铅氢氧化铝法检测还原糖。还原糖(+++)为阳性,(++)为可疑,(+)为阴性。同时检测大便pH值,若pH值<5.5,结合相应病史,可能提示乳糖不耐受。

■ 优点:操作简便,灵敏度较高。

■ 缺点:需要排除葡萄糖、半乳糖、果糖等其他糖类的干扰。此外,大便留取需直接排入不吸收水分的容器。

尿半乳糖检测

■ 方法:根据每千克体重10mL奶液计算,排空尿液后饮用奶液,排去饮奶后第一小时尿液,检测饮奶后第二小时尿液。显色结束后,样品孔与标准孔对比,若样品孔显色深于标准孔则为阴性,显色浅于标准孔则为阳性,提示乳糖不耐受。

■ 优点:采样简单,操作简便,特异性和敏感性较高,对婴幼儿来说检测方便。

■ 缺点:大部分操作由家长完成,可能影响准确度。饮食中维生素C的含量及口服药物均可能影响检测结果。

小肠活检

活检可以评估乳糖酶活性。通过评估小肠组织学,有助于区分原发性和继发性乳糖酶缺乏症。虽然小肠活检乳糖酶活性测定被认为是乳糖酶缺乏症的金标准,但目前很少有家长愿意进行该检查。

诊断性治疗

如果宝宝在摄入含乳糖的膳食后数小时内出现腹胀气或腹泻,并在无乳糖奶粉或添加乳糖酶后症状在5~7天减轻至消失,换回含乳糖奶后症状再次出现,则临床上可考虑为乳糖不耐受。

这些方法各有优缺点,医生会根据宝宝的具体情况选择合适的诊断方法。如果怀疑宝宝乳糖不耐受,应及时咨询医生并进行相应的检查。

91.消化不良与乳糖不耐受的区别是什么？

宝宝出生后，家庭的关注焦点自然转移到这个小生命身上。家长们常常会担心宝宝喝奶后吐奶、腹泻、频繁打嗝、放屁气味重、大便颜色异常或有泡沫等问题。面对这些情况，家长们首先想到的往往是消化不良。但真的是消化不良吗？或者只是消化不良吗？

很多人会感到困惑，不清楚消化不良和乳糖不耐受之间的区别。

消化不良

消化不良是指在排除了器质性、系统性或代谢性疾病后，以餐后饱胀、早饱、厌食、嗳气、恶心、呕吐、上腹痛、上腹烧灼感或反酸等为主要表现的一组常见临床症状。简单来说，消化不良通常表现为腹胀、腹痛、阵发性哭闹、食欲缺乏、恶心、呕吐，以及便秘、腹泻等症状，这些表现在婴幼儿中较为常见。小婴儿可能表现为溢奶，通常不严重，呕吐物可能带有酸味。此外，还可能伴有口臭、大便恶臭，大便中可能有未消化的奶瓣或食物残渣。

乳糖不耐受

乳糖不耐受是由肠道内缺乏分解乳糖的乳糖酶所致。由于肠道不能分泌足够的乳糖酶，奶液中的乳糖无法被及时分解利用，肠道中积聚过多的乳糖被细菌代谢产生大量的气体及短链脂肪酸，引起一系列肠道症状，导致宝宝胃肠胀气、肚子鼓胀不舒服、肚子咕咕叫、爱放屁，甚至影响睡眠。这些都是乳糖不耐受的典型症状。因此，如果家中宝宝出现了乳糖不耐受的迹象，应及时咨询医生，以避免营养不良，影响大脑和生长发育。

总之，家长在面对宝宝的健康问题时，应保持警觉，但不必过度焦虑。通过仔细观察宝宝的症状，并及时与医生沟通，可以更好地理解宝宝的健康状况，并采取适当的措施。

92. 乳糖不耐受会影响宝宝的发育和智力吗？

乳糖不耐受一般不会直接影响宝宝的智力发育，但可能会对宝宝的身体发育产生一定的影响。

首先，乳糖是奶类中的主要糖类，人体消化乳糖需要乳糖酶。宝宝出现乳糖不耐受主要是因为体内乳糖酶缺乏或活性降低，导致乳糖不能被完全分解、吸收。未被分解的乳糖会在肠道内被细菌分解，产生气体和酸性物质。

其次，长期严重的乳糖不耐受对身体发育会有一定的影响。奶类是宝宝获取钙、磷等矿物质及优质蛋白质的重要来源。如果乳糖不耐受宝宝因为肠道不适而减少了摄入的奶量，从而影响到足量钙的吸收。钙是骨骼发育的关键营养素，长期钙摄入不足可能导致宝宝骨骼发育迟缓，增加佝偻病的发生风险。

此外，蛋白质摄入不足也会影响宝宝肌肉等组织的生长发育。不过，如果能够及时发现乳糖不耐受并采取合适的措施，这种影响可以被降低。

乳糖不耐受通常不会直接损害大脑或神经系统，所以不会对宝宝的智力产生实质性影响。不过，如果乳糖不耐受引起的身体不适症状非常严重，如长期严重腹泻导致宝宝脱水、电解质紊乱等情况，可能会间接影响宝宝的精神状态和认知功能。例如，严重脱水会使宝宝出现嗜睡、烦躁不安等情况，在一定程度上可能会干扰宝宝正常的认知学习过程，但这种情况通过及时治疗和纠正一般是可以恢复正常的。

如果怀疑宝宝有乳糖不耐受的情况，建议及时就医，在医生的指导下进行饮食调整等措施，以保障宝宝健康成长。

93. 乳糖不耐受会导致营养不良吗？

新生儿的生理性乳糖酶缺乏大多是暂时性的，不会造成营养不良。但如果是继发于某些肠道感染的乳糖不耐受，有可能导致营养不良，主要体现在以下几个方面。

首先，营养摄入会相对减少。对于婴幼儿来说，母乳或配方奶是主要的营养来源。乳糖不耐受的宝宝在摄入含有乳糖的奶制品后，会出现腹痛、腹胀、腹泻等胃肠道不适症状。这些不适症状会让宝宝对进食奶制品产生抗拒心理。例如，宝宝可能会在喂奶过程中频繁哭闹、吐奶，或者干脆拒绝喝奶。随着宝宝年龄的增长，牛奶等奶制品也是重要的钙和优质蛋白质来源。如果因为乳糖不耐受而不能正常摄入奶制品，就会缺失这部分重要的营养成分。

胃肠道的不适还可能导致宝宝食欲下降，不仅对奶制品，对其他食物的摄入量也会减少。因为人体的消化系统是一个整体，肠道的不适可能会通过神经反射等机制影响整个胃肠道的蠕动和消化液分泌，使宝宝出现恶心、饱腹感等情况，进而减少其他食物的摄入。

长期乳糖不耐受引起的频繁腹泻会对肠道黏膜造成损伤。肠道黏膜上有许多微小的绒毛结构，这些绒毛就像一个个小刷子，负责吸收食物中的营养成分。频繁的腹泻会使绒毛受损，缩短绒毛长度，减少吸收面积。例如，在正常情况下，肠道绒毛可以有效地吸收葡萄糖、氨基酸、维生素等营养物质，但当肠道黏膜受损后，这些营养物质的吸收效率就会降低，导致即使宝宝摄入了足够的食物，也不能很好地吸收其中的营养成分。

长期腹泻还会导致体内矿物质的流失，特别是钙、镁、锌等。钙对于骨骼和牙齿的发育至关重要，镁参与体内多种酶的反应，锌对于免疫系统和生长发育等都有重要作用。这些矿物质随着腹泻丢失后，如果不能及时补充，就会导致宝宝出现相应的营养缺乏症状。

94. 乳糖酶应该怎么吃？吃多久？

乳糖酶是一种特殊的食品，用于治疗乳糖不耐受的宝宝。乳糖不耐受的宝宝由于肠道中缺乏乳糖酶，无法消化母乳或奶粉中的乳糖，从而出现非感染性腹泻。

对于乳糖不耐受的宝宝，如果他们是母乳喂养，可以在每次喂奶前口服乳糖酶。乳糖酶也可以与奶混合后一起口服。如果宝宝吃配方奶，可以选择无乳糖或低乳糖的配方奶进行治疗。

乳糖不耐受的宝宝可能会出现大便带泡沫、腹泻、大便中有不成形的奶瓣、腹胀、频繁排气和因腹痛而无故哭闹等症状。特别是早产宝宝，可能会出现生理性乳糖酶缺乏，这时可以为其适当补充乳糖酶。

宝宝乳糖不耐受时，乳糖酶的补充时间因人而异，取决于宝宝的具体症状和原因。乳糖酶分泌功能的恢复可能需要2~8周的时间。因此，在治疗继发性乳糖不耐受时，家长应根据宝宝的腹泻情况和大便恢复情况来决定喂养乳糖酶的时长，有时可能需要1~2个月。如果宝宝的症状有所改善，家长也不应立即停止使用乳糖酶，建议继续给宝宝服用至少2周，然后逐渐减少每次的服用量，并观察宝宝的反应。如果没有再次出现乳糖不耐受的症状，可以继续减量，直到完全停药。

乳糖酶帮助宝宝消化食品中的乳糖，而乳糖含量最高的是母乳，其次是牛奶、羊奶等配方奶。因此，服用乳糖酶时要注意，乳糖酶在体内的有效作用时间大约为1个小时。建议每间隔2小时以上进行母乳喂养或配方奶喂养时补充一次乳糖酶，没有每天具体服用次数的规定。

95. 乳糖不耐受宝宝如何喂养？

在门诊中，家长们经常询问，如果宝宝乳糖不耐受，应该如何喂养，是否还能继续母乳喂养。母乳是宝宝最理想的食物，大多数宝宝在母乳喂养时不会出现乳糖不耐受的问题。然而，少数宝宝由于缺乏乳糖酶，可能会出现一些异常。如果母乳喂养后宝宝出现腹泻，可能与母亲饮食中摄入的大分子蛋白质等有关，因此，产妇应注意合理饮食。

乳糖不耐受在婴儿中较为常见，主要是由于体内乳糖酶的缺乏、分泌不足或活性不足，导致摄入的乳糖无法正常分解和吸收。其主要症状包括消化不良、腹泻、腹痛、腹胀和肠绞痛等。在喂养宝宝时，应尽量避免含有乳糖的奶制品，以免加重乳糖不耐受的症状。同时，可以选择一些不含乳糖的奶制品，既能为宝宝提供营养，也能避免乳糖不耐受的发生。

持续的乳糖不耐受对宝宝的健康可能产生严重影响。由于乳糖不耐受的主要表现为腹泻，可能导致宝宝出现电解质紊乱、脱水、酸中毒等问题，严重时甚至可能影响脏器功能，危及生命，长期腹泻还会影响宝宝的生长发育。因此，家长必须重视乳糖不耐受的问题，确保宝宝健康成长。

对于母乳喂养的宝宝，母亲可以尝试在每次哺乳时给宝宝补充乳糖酶。如果是滴剂形式的乳糖酶，可以从最小剂量开始，根据宝宝的反应逐渐调整剂量，以帮助宝宝分解和消化母乳中的乳糖。对于配方奶喂养的宝宝，建议选择乳糖含量低或不含乳糖的配方奶粉。

乳糖不耐受的宝宝添加辅食时，需要根据宝宝乳糖不耐受的原因来决定。

■ 如果是原发性乳糖不耐受，由于宝宝乳糖酶分泌不足，随着宝宝肠胃功能的逐渐发育和完善，乳糖酶的分泌会逐渐增加，乳糖不耐受的症状也会逐渐改善。这时，宝宝可以按照正常的辅食添加原则进行，从少量开始，逐渐增加种类和量，如米糊、鸡蛋黄、烂米粥、菜泥、肉泥等，以提供充足的营养，促进宝宝的生长发育。

■ 如果乳糖不耐受是由肠胃功能受损引起的，建议宝宝暂时不要添加辅食，主要以奶为主。如果是配方奶喂养，可以给宝宝使用免乳糖奶粉。等到肠胃功能恢复后，再逐渐添加辅食，从软到硬，从少到多，从单一到多样。

总之，家长在喂养乳糖不耐受的宝宝时，应根据宝宝的具体情况和医生的建议，选择合适的喂养方式和辅食添加策略。

96.喝无乳糖奶粉可以预防乳糖不耐受吗？

在门诊中，家长们经常会问，如果孩子出现腹泻，是否意味着他们患有乳糖不耐受？是否可以通过使用无乳糖奶粉来预防乳糖不耐受？

我们先来了解一下乳糖不耐受的分型。它主要分为3种类型。

先天性乳糖酶缺乏

这是一种罕见的遗传性疾病。患儿出生时，乳糖酶活性几乎为零，这是由乳糖酶基因的先天性突变导致的，从一出生就完全不能消化乳糖，在摄入含有乳糖的母乳、配方奶或其他奶制品后，几乎立刻就会出现严重的腹泻、呕吐等胃肠道症状。例如，一些患有先天性乳糖酶缺乏的新生儿，在第一次喂奶后就会出现水样便，而且排便次数频繁，每天可能达到10~20次，同时伴有吐奶、腹胀等症状，这会使婴儿迅速出现脱水和电解质紊乱的情况。这种情况建议加用乳糖酶替代自身不足的乳糖酶。由于先天性乳糖酶缺乏宝宝自身乳糖酶不能逐渐达到正常水平，是需要长期使用乳糖酶替代的。也可以使用低乳糖或无乳糖奶粉治疗，但是不应长期使用无乳糖配方奶。

原发性乳糖酶缺乏（成人型乳糖酶缺乏）

这是最常见的乳糖不耐受类型。它的发生与乳糖酶基因表达的逐渐减少有关。在大多数哺乳动物（包括人类）中，乳糖酶的活性在断奶后会自然下降。在儿童时期，乳糖酶的活性可能还比较高，但随着年龄的增长，很多人会出现乳糖酶活性下降的情况。一般来说，这种类型的乳糖不耐受通常在儿童后期或青春期后逐渐显现。症状的严重程度因人而异，有的人可能在喝了少量牛奶后就会出现腹胀、腹痛、腹泻等症状，而有的人也许能耐受一定量的乳糖，只有在摄入较多含乳糖食物时才会出现不适。例如，有些人在早餐喝了一杯牛奶后，可能会在几小时后出现轻微的腹胀和肠鸣音亢进的情况。

继发性乳糖酶缺乏

这种类型的乳糖不耐受是由于小肠黏膜受损而引起的乳糖酶活性暂时或永久性降低。导致小肠黏膜受损的原因有很多,常见的如感染性腹泻、炎症性肠病、药物不良反应等。例如,轮状病毒感染引起的腹泻是婴幼儿时期常见的导致继发性乳糖酶缺乏的原因。在感染轮状病毒后,宝宝的小肠黏膜受到损伤,乳糖酶的活性下降。在这种情况下,宝宝即使在感染治愈后的一段时间内,仍然可能对乳糖不耐受。症状和原发性乳糖酶缺乏类似,会出现腹胀、腹泻、腹痛等胃肠道不适症状。这时候,是可以暂时使用无乳糖奶粉喂养的。

由于乳糖对宝宝脑发育至关重要,所以不建议长期使用无乳糖奶粉喂养宝宝。

那么,是否可以使用无乳糖奶粉来预防乳糖不耐受呢?实际上,无乳糖配方奶粉并不是用来预防乳糖不耐受的,而是用于治疗继发性乳糖不耐受的特殊医学用途配方奶粉。使用这种配方奶粉可以缓解症状,并有助于小肠绒毛细胞的恢复。短期内使用无乳糖配方奶粉不会影响宝宝的营养状况。一旦腹泻症状缓解,就应该逐渐恢复乳糖奶的喂养 。此外,如果宝宝长时间腹泻,还需要适当补充钙、锌、铁,以及维生素 D 等,以防止营养不良。

97. 益生菌可以治疗乳糖不耐受吗?

乳糖不耐受是由于乳糖酶缺乏,导致乳糖不能被完全消化吸收。当摄入含有乳糖的食物后,乳糖会在肠道内被细菌分解,产生气体和酸性物质,引起腹胀、腹泻等症状。

益生菌可以调节肠道菌群。例如,双歧杆菌、嗜酸乳杆菌等益生菌能够在肠道内发酵乳糖,产生乳酸,有助于乳糖的消化。它们还可以改善肠道微生态环境,增强肠道屏障功能,减少因乳糖不耐受引起的肠道不适。

通过顺产和母乳喂养的婴儿会自然接触到对健康有益的细菌，并从母体中获得多种微生物。而剖宫产的婴儿和非母乳喂养的婴儿可能无法从母亲那里获得足够的益生菌，导致肠道菌膜不健全，可能会出现体质弱、食欲缺乏、大便干燥等现象，因此，需要注意补充含有益生菌的营养品。

虽然益生菌能够缓解乳糖不耐受的症状，但并不能从根本上增加人体乳糖酶的分泌。对于先天性乳糖酶缺乏的患者，单纯依靠益生菌不能完全解决乳糖消化的问题。不过，在摄入乳糖的同时补充益生菌，可以使肠道菌群更好地适应乳糖的存在，减轻不适症状。

因此，益生菌可以作为辅助手段来缓解乳糖不耐受症状，但在严重乳糖不耐受的情况下，还需要结合添加乳糖酶或减少乳糖摄入等其他方法。

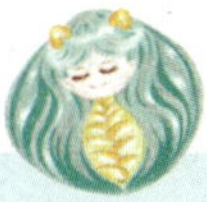

麒麟宝宝课堂

肠道菌膜

肠道菌膜就像是肠道里的一层“保护膜”，是由一群肠道里的微生物和它们分泌的黏糊糊的物质组成的。这些微生物和黏性物质会黏在一起，或者黏附在我们的肠道壁上，形成一层屏障。这层屏障就像是肠道的“盾牌”，它帮助我们抵挡那些想要进入我们身体的坏细菌。它通过几种方式来保护我们的肠道健康，防止那些不受欢迎的微生物入侵。简而言之，肠道菌膜是我们肠道里的好朋友，帮助我们保持健康，抵御疾病。

98. 乳糖不耐受的宝宝，长大了也不能喝牛奶吗？

乳糖是一种独特的糖类，存在于所有哺乳动物的乳汁中，它具有促进矿物质吸收和支持大肠有益菌群等多种作用。乳糖的消化吸收需要小肠分泌乳糖酶。乳糖不耐受并不意味着完全不能喝牛奶，而是可以通过一些方法来适应。

对于乳糖不耐受的宝宝，可以在喝牛奶前口服乳糖酶，这样可以避免或减少乳糖不耐受的症状。乳糖不耐受在婴幼儿时期通常是继发性的，例如，在感染性腹泻，尤其是轮状病毒感染后，小肠黏膜受损，乳糖酶生成减少，导致暂时性乳糖不耐受。在这种情况下，可以在喝奶的同时口服乳糖酶，随着小肠黏膜的恢复，乳糖不耐受的症状也会得到缓解。随着宝宝的胃肠道发育成熟，乳糖不耐受的情况往往会有所改善。

然而，部分成人由于小肠黏膜细胞不能分泌足够的乳糖酶或乳糖酶活性较低，导致无法很好地消化、吸收奶类中的乳糖。未消化吸收的乳糖进入大肠后，会被细菌发酵产生气体，引起腹胀，同时由于渗透压增大，大肠内水分增加，可能导致腹泻和腹痛等症状。症状的轻重取决于多种因素，包括乳糖酶活性降低的程度、乳糖摄入量、伴随食物、肠道状态，以及个人对腹胀和腹痛的感受能力。

基因研究表明，大约9000年前的人类在成年后不能消化吸收乳糖，但随着DNA的变化，一些成人开始拥有乳糖酶，这种变化是可遗传的。简单来说，乳糖不耐受的人携带的是原始基因，而能够消化吸收乳糖的人则携带的是进化后的新基因。

为了解决乳糖不耐受的问题，可以采取以下措施。

选择酸奶

酸奶中的乳糖大部分被乳酸菌分解，可以减轻乳糖不耐受者的症状。

避免空腹喝奶

在吃饭时或饭后1小时内喝奶，或在喝奶时搭配谷类或肉蛋类食物，以减轻不耐受症状。

少量多次喝奶

从少量开始，让胃肠道逐渐适应，然后逐渐增加。

选择低乳糖牛奶

低乳糖奶在生产过程中分解乳糖，乳糖含量较低。

了解了这些知识后，家长们可以放心，大多数乳糖不耐受的宝宝长大后是可以喝牛奶的。但需要注意的是，乳糖不耐受和牛奶蛋白过敏是两种不同的疾病，有时可能会同时发生。对牛奶蛋白过敏的宝宝需要在医生的指导下进行喂养。

99. 无乳糖奶粉能一直喝吗？

既然无乳糖奶粉可以治疗乳糖不耐受，那么宝宝是否可以一直使用这种奶粉呢？

当宝宝确诊为乳糖不耐受时，首先考虑给宝宝补充乳糖酶，尤其是母乳喂养的宝宝，不推荐用无乳糖奶粉喂养。如果是配方奶粉喂养的宝宝，可以暂时更换为无乳糖配方奶粉。但当宝宝的症状缓解后，应该逐渐恢复到正常的配方奶粉喂养。无乳糖配方奶粉适用于乳糖不耐受的宝宝，无论是原发性还是继发性乳糖不耐受都适用。对于原发性乳糖不耐受的宝宝，尤其是早产儿，随着他们的成长和肠道功能的成熟，乳糖酶的分泌会逐渐增加，症状也会逐渐缓解。而继发性乳糖不耐受则通常是由肠道功能紊乱或疾病引起的，治疗的关键是恢复肠道功能。

无乳糖配方奶粉是为乳糖酶缺乏或活性降低的宝宝设计的，也适用于因慢性腹泻导致肠黏膜乳糖酶流失的宝宝。在腹泻期间，可以暂停原配方奶粉，改用无乳糖配方奶粉，但不建议长期食用。腹泻症状改善后，应逐渐过渡到普通配方奶粉，而不是突然更换。

不建议宝宝长期食用无乳糖配方奶粉，因为乳糖是儿童脑部发育必需的物质，对儿童的生长发育至关重要，尤其是新生儿。因此，不建议长期使用无乳糖配方奶粉。

无乳糖配方奶粉的使用时长取决于宝宝的具体情况，主要有以下几种情况。

■ 对于体内乳糖酶完全缺乏的宝宝，这种情况极为罕见，一旦发生，宝宝会有生命危险。大多数情况下，宝宝是乳糖酶数量不足或活性降低，导致乳糖无法在小肠中被消化和吸收。这类宝宝可能需要较长时间使用无乳糖配方奶粉，可能达数月之久。建议首先加用乳糖酶或使用低乳糖配方奶粉,同时补充乳糖酶。

■ 如果宝宝因病毒感染(如轮状病毒)导致腹泻和乳糖酶缺失,同样考虑加用乳糖酶,如果仍旧不能很好地缓解症状,可以考虑停止母乳喂养和使用普通配方奶粉喂养,改用无乳糖配方奶。通常无乳糖奶粉的使用时间为两周左右,或直到原发病毒得到控制且临床症状消失,然后可以恢复正常饮食。

总之,无乳糖配方奶粉不建议长期服用,应在医生的指导下,根据宝宝的具体情况来决定使用时长和过渡到普通配方奶粉的时机。

100. 宝宝乳糖不耐受,宝妈需要忌口吗?

经常有焦虑的宝妈询问,如果宝宝发生乳糖不耐受,是否还能继续母乳喂养,以及她们是否需要忌口,需要注意什么。

宝宝如果存在乳糖不耐受,通常还是可以继续母乳喂养的,但宝妈在饮食上确实需要多加注意。

当宝妈摄入大量乳制品,如牛奶、奶酪、酸奶等,这些食物中的乳糖成分可能会通过母乳传递给宝宝,从而加重宝宝乳糖不耐受的症状,如腹泻、腹胀等。

还有一些食物可能影响母乳中的乳糖含量。一些含有乳糖添加剂的加工食品,如某些饼干、面包、糖果等,也可能影响宝宝。这些食物中的乳糖在宝妈消化、吸收后,可能会使母乳中的乳糖含量在一定程度上有所增加,所以宝妈应该适当注意避免过多食用这类食品。

不过,每个宝宝乳糖不耐受的程度不同,宝妈可以在医生的指导下,通过观察宝宝的症状来调整自己的饮食,找到最适合宝宝的喂养方式。

营养补充

在回避奶、蛋等食物后,宝妈应多摄入其他类型的蛋白质,如猪肉、禽肉等,以补充蛋白质，避免乳汁营养下降。经济条件允许的家庭，宝妈可以每天摄入水解蛋白配方的奶类食物300~500g，以避免宝宝发生牛奶蛋白过敏。同时，宝妈还需要多补充钙制剂。

忌口时间

对于早产或低体重儿，随着宝宝日龄增加至矫正胎龄40周左右，肠道乳糖酶的数量和活性达到峰值，宝宝就能很好地分解母乳中的乳糖，这时候母亲就不需要特别忌口了。如果宝宝的乳糖不耐受是由食物过敏引起的，宝妈需要短时间回避高糖水果，直到宝宝的过敏症状消失，但对于宝宝过敏的食物蛋白，宝妈需要长时间回避至少6个月。

总之，如果宝宝确诊为乳糖不耐受，宝妈在母乳喂养期间应根据医生的建议调整饮食，并注意观察宝宝的反应。如果有任何疑问或担忧，应及时咨询医生。同时，也要注意宝宝的整体营养和健康状况，确保宝宝得到适当的营养支持。

101. 为什么宝宝的便便是绿色的?

在门诊，经常有宝妈担心地询问，宝宝大便呈绿色，这是怎么回事？需要治疗吗？下面我们来解释这些问题。

为什么宝宝的大便会变成绿色的?

宝宝大便的颜色通常来源于胆红素和粪胆素。胆红素在结肠中被细菌氧化成粪胆原，然后氧化成粪胆素，使大便呈褐色。小婴儿排便次数多，结肠内细菌相对较少，胆红素在酸性条件下被氧化成绿色的胆绿素，因此大便可能呈绿色。此外，乳糖不耐受、食物蛋白过敏、肠道感染等情况也可能导致大便呈酸性，从而使大便变绿。饥饿或肠道蠕动过快也可能导致绿色大便。

绿色大便是生病的表现吗？

如果宝宝的大便呈绿色，但食欲、睡眠、精神状态良好，体重增长正常，那么通常不需要过分担心。健康的宝宝有时也会排出绿色的大便。

大便呈绿色是因为宝宝吃了特殊食物吗？

宝宝大便呈绿色有时可能是因为摄入了绿色蔬菜，如含有叶绿素的食物，这会直接影响大便的颜色。

换奶粉后大便变成绿色，那款奶粉还能吃吗？

宝宝大便颜色可能受配方奶粉成分的影响。如果奶粉中强化了铁剂，而宝宝未能完全吸收，大便可能会呈绿色。只要宝宝没有其他不适，这款奶粉通常可以继续使用。

在日常生活中，宝宝在哪些情况下会排绿便？

宝宝肚子或双脚受凉、饥饿等情况下，肠道蠕动可能会加快，这时宝宝可能会排出绿色的大便。

宝宝排绿便，在哪种情况下需要及时就医？

如果宝宝大便次数增多，水分增多，或大便中带有黏液、脓血，或者宝宝食欲下降、精神状态不佳、体重增长不良，应及时就医。

宝宝一直排绿便可能是什么疾病？

如果宝宝持续排出绿色、水分多、泡沫多的大便，并伴有哭闹不安，可能是乳糖不耐受或食物蛋白过敏的迹象。

总之，宝宝大便颜色的变化可能与多种因素有关，包括饮食、健康状况和环境因素。如果宝宝的整体状况良好，通常不需要特别担心。然而，如果伴随其他症状或家长有任何疑虑，应及时咨询医生。

第4章

什么是过敏

- 检测
- 湿疹
- 换奶
- 疫苗
- 辅食

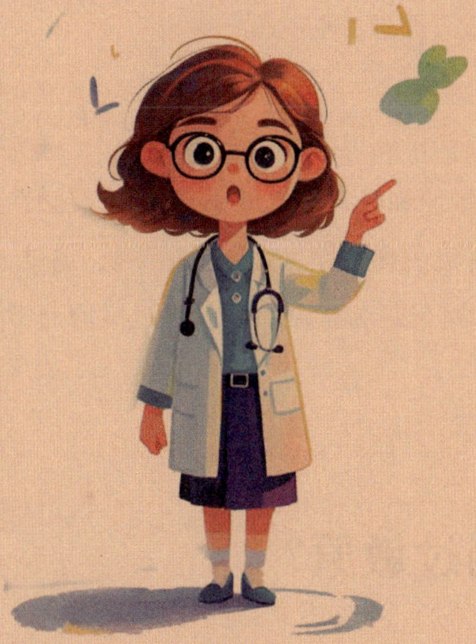

102. 看不见的过敏原

Q

"过敏原是什么?"

"宝宝出现过敏症状时是否需要检测过敏原?"

"如何进行过敏原检测?"

过敏现象在儿童中越来越普遍。流行病学调查显示,我国城市中约40.9%的家长反映自家0~2岁的宝宝曾出现或目前存在过敏症状,0~2岁宝宝过敏性疾病的总患病率高达12.3%。在这些情况下,部分疾病的诊断需要进行过敏原检查。

什么是过敏原?

过敏原也称为致敏原或变应原,是指能够刺激人体免疫系统产生免疫球蛋白E(IgE)类抗体,从而引起速发型变态反应(过敏反应)的物质。这些反应可以影响皮肤、呼吸道和消化道等,并出现一系列过敏症状。过敏反应根据免疫机制不同,可以分为IgE介导、非IgE介导和IgE/非IgE混合介导3种方式。

过敏原分为哪些种类?

过敏原种类繁多,最常见的是食入性过敏原和吸入性过敏原,其次是接触性过敏原和输注性过敏原(如注射类药品等)。常见的食入性过敏原包括牛奶、鸡蛋、鱼类、贝类、牛羊肉、坚果、水果等,其中牛奶和鸡蛋最为常见。吸入性过敏原通常包括尘螨、屋尘、花粉、动物皮屑、真菌等。

103. 什么情况下需要检测过敏原?

在门诊,家长们经常焦虑地询问关于宝宝牛奶蛋白过敏的问题,以及是否需要检测过敏原，如何检测，以及检测是否会给宝宝带来痛苦。

哪些过敏症状需要检测过敏原？

推荐检测

如果宝宝在接触可疑过敏原2小时内出现全身皮疹、风团、口唇肿胀、结膜充血、恶心、呕吐、腹痛、腹泻、咳嗽、流涕、喘息，甚至面色苍白、精神萎靡、胸闷、憋气等症状，应怀疑宝宝出现了速发型过敏反应，这时需要进行过敏原检测。如果宝宝回避可疑致敏原2~6周后，过敏相关症状没有明显减轻或缓解，也需要进行过敏原检测。

不推荐检测

如果宝宝仅有便血、腹痛、腹泻等症状，或者仅有食物过敏家族史而无过敏症状，例如，没有出现过湿疹，也没有发生过急性或慢性荨麻疹，通常不推荐进行过敏原检测。

过敏原的检测方法是什么？

常用的过敏原检测方法包括血清特异性IgE（sIgE）检测、皮肤点刺试验、皮肤斑贴试验等。

血清特异性IgE检测

血清特异性IgE检测是通过抽取宝宝的静脉血，检测血清中的总IgE及特异性IgE水平。检测结果需要结合宝宝的临床病史、症状和体征进行综合分析，不能仅依靠化验单的数值来诊断过敏。特异性IgE阳性表明人体处于致敏状态，水平越高，与过敏性疾病的相关性越强，但不能代表过敏反应的严重程度。如果宝宝有过敏反应，即使特异性IgE检测结果为阴性，也应警惕非IgE介导的过敏反应，如食物蛋白诱发的肠炎、肠病、乳糜泻等，需要在专业医师指导下进行食物过敏原回避试验。

在对牛奶过敏的新生儿中，由于其血清特异性IgE水平较低，可能检测不到牛奶的血清特异性IgE，因此，仅针对特定IgE的检测可能不足以诊断新生儿的牛奶蛋白过敏(CMPA)。

皮肤点刺试验

皮肤点刺试验是通过将含有过敏原的液体滴在宝宝的前臂皮肤上,然后用点刺针轻轻地刺入皮肤,使少量液体进入皮肤。15分钟后观察结果,如果出现皮肤丘疹和红斑,即阳性反应。解读结果时也需要结合宝宝的临床病史、症状和体征进行综合分析。

点刺试验需要宝宝具备完整的皮肤条件,如果宝宝有严重的湿疹,可能因皮肤反应强烈而出现假阳性结果;同时,点刺试验可能给宝宝带来一定的不适,不易被家长接受,尤其在新生儿时期的点刺试验是被限制的。

皮肤斑贴试验

皮肤斑贴试验是将含有过敏原的斑贴测试器贴敷于宝宝的背部或上臂皮肤上,48小时后去除斑贴测试器,72小时判断结果。斑贴试验主要用于检查皮炎与可疑致敏原之间的关系,以及寻找致敏原。

斑贴试验所需观察时间较长,并且具有一定的不适感,目前尚未广泛应用于新生儿。

总之,仔细观察宝宝的过敏症状,回避过敏原,正确使用过敏原检测手段,合理解读过敏原检测报告,是管理过敏性疾病的重要内容。这不仅需要规范的诊断,还需要家长的积极参与和配合。家长应根据医生的建议,选择合适的检测方法,并积极参与宝宝的过敏管理。

104. 不检测过敏原,可以发现过敏吗?

过敏是一种全身性疾病,小婴儿也可能会过敏。在日常生活中,家长们可能会观察到宝宝出现多种速发型和迟发型过敏反应。速发型过敏反应通常在接触过敏原(如新添加的辅食或药物)后数分钟至2小时内出现,表现为皮肤黏膜症状(全身皮疹、风团、口唇肿胀、结膜充血)、消化系统症状(恶心、呕吐、腹痛、腹泻)、呼吸系统症状(咳嗽、流涕、喘息),严重时甚至可能出现过敏性休克(面色苍白、胸闷、憋气、低血压)。

迟发型过敏反应则多在接触过敏原后2~72小时出现,主要影响消化系统和皮肤。消化系统受影响时,宝宝可能出现反复吐奶、腹泻、便秘、便血、腹胀、哭闹、睡眠不安等症状,严重时可能伴有贫血、生长发育迟缓。皮肤受影响时,常表现为头面部的丘疹、鳞屑样皮疹,严重时可能有黄色渗液、抓痕,部分宝宝还可能出现外耳道的黄色渗液、结痂。

如出现以下情况,应考虑宝宝可能存在过敏。

■ 宝宝在接触过敏原后数分钟至2小时内出现红斑、风团、口唇肿胀、咳嗽、喘息、呕吐、腹痛、腹泻等症状。

■ 宝宝有反复的呕吐、腹泻、便秘、腹胀、哭闹等症状,同时伴有头面部皮疹。

■ 家长或家中其他孩子有湿疹、荨麻疹、哮喘、变应性鼻炎、食物或药物过敏病史。

如果不进行检测,能否知道宝宝对何种物质过敏?答案是可以的。由于小婴儿的活动范围有限,过敏反应大多由食物蛋白诱发。因此,家长需要认真记录宝宝的饮食情况,并密切观察相关症状,以发现可疑的食物过敏原。对可疑过敏食物进行2~6周的回避后,如果宝宝的相关症状减轻或消失,过敏就可能是由该食物引起的。再次引入可疑食物,如果宝宝症状复现,可以确认对该食物过敏;若未再出现相应症状,则可以排除是由该食物引起的过敏。

总之,家长应密切观察宝宝的症状,记录其饮食情况,并在必要时寻求医生的帮助,以确保宝宝的健康。

105. 宝宝便血丝是过敏的表现吗?

在门诊,家长们经常因为宝宝的大便问题感到焦虑,尤其是当发现宝宝的大便中混有血丝时。

大便异常确实是消化系统疾病的一个信号，因此，观察宝宝的大便是家长们日常关注的重要事项。如果宝宝的大便中混有血丝，可能是由多种原因引起的，包括但不限于过敏。

哪些情况可能是假性便血？

首先，家长需要确定大便中的红色物质是否真的是血液。如果宝宝是母乳喂养，而母亲近期乳头皲裂，宝宝摄入了含有母亲血液的乳汁，就会导致大便中出现类似于血丝的物质。此外，如果宝宝最近摄入了含有红色素的食物，如番茄或樱桃，这些食物的残渣也可能让大便呈现红色。

如何快速判断便血的原因？

当宝宝排出混有血丝的大便时，家长可以进行一些初步的自我检查。

■ 检查宝宝的肛门是否有破溃，以及大便是否干结，表面是否有血丝，便后是否有滴血，这些可能是肛裂的迹象。

■ 观察宝宝是否有腹胀、呕吐、腹泻等症状，大便中是否有黏液或明显的腥臭味。如果宝宝精神状态不佳、拒绝进食，甚至发热，可能患上了肠炎，需要及时就医。

■ 如果宝宝不满4个月，并且纯母乳喂养而未补充过维生素K，应警惕患有维生素K缺乏症，其可能导致其他脏器出血，需要立即就医，并在医生的指导下为宝宝补充维生素K。

■ 便血还可能是肠套叠、梅克尔憩室、肠旋转不良等外科疾病的症状，如果宝宝伴有腹痛、哭闹、呕吐等症状，应立即就医以明确病因。

便血与过敏的关系

小婴儿最常见的过敏原之一是牛奶蛋白，其症状可能包括腹泻、血丝便、皮疹、哭闹、体重增长不满意等。即使是纯母乳喂养的宝宝，也可能存在对母亲饮食中牛奶蛋白及其他食物成分的过敏风险。对于由食物过敏引起的便血，回避过敏原是常用的诊断和治疗方法。随着宝宝年龄的增长，大多数过敏宝宝的消化道症状可以逐步缓解。

乳糖不耐受也是导致便血的一个因素，但有时它可能是由过敏、感染等疾病引起的继发性乳糖不耐受。

如果家长确定宝宝的大便中含有血液，并且排除了肛裂等明显原因，应立即带宝宝去医院就诊。同时别忘记拍摄宝宝大便的照片，并及时送检新鲜大便进行化验，这有助于医生快速了解宝宝的病情，并给出相应的治疗建议。

106. 湿疹和过敏的关系是什么？

湿疹是婴儿常见的皮肤病，多发于头面部。它的症状如下。

■ 急性期：红斑、水肿、小丘疹、丘疱疹、水疱、糜烂及渗出。

■ 亚急性期：红斑和渗出减轻，糜烂面结痂、干燥、脱屑。

■ 慢性期：皮肤粗糙、肥厚，苔藓样变。湿疹通常伴有明显的瘙痒感，皮疹表面常有抓痕，且易反复发作。

湿疹的成因复杂，可能与以下因素有关。

■ 内因：免疫功能异常、内分泌疾病、营养障碍、遗传或获得性的皮肤屏障功能障碍。

■ 外因：食物或环境中的过敏原、刺激物、微生物、环境温度或湿度变化、日晒等。

■ 社会心理因素：紧张和焦虑情绪可能诱发或加重湿疹。

过敏因素在婴儿湿疹的发病中占有重要比例，由过敏因素引起的湿疹被称为特应性皮炎。特应性皮炎的宝宝除了湿疹症状外，还可能伴有消化道症状，如呕吐、腹泻、血便、腹胀、便秘、哭闹，以及呼吸道症状，如打喷嚏、流涕、咳嗽、喘息。这些宝宝的家庭成员中常有人患有哮喘、变应性鼻炎、湿疹、荨麻疹、食物过敏等过敏性疾病。

湿疹宝宝的皮肤护理非常重要，应使用清水洗脸和沐浴，必要时使用温和的婴儿沐浴露。洗浴后，应为宝宝全身涂抹保湿霜。避免让宝宝过热。

如果宝宝的皮损轻微，注意以上护理细节可以减轻湿疹症状。若湿疹严重，应咨询小儿皮肤科医生，在医生的指导下使用治疗湿疹的药膏。

107. 看不懂的各种水解配方奶

Q

“医生，宝宝刚出生，还没有母乳，是喂普通奶好，还是水解奶好呢？”

“医生，这么多种类的水解奶，都有什么区别呢？”

“什么情况下需要给宝宝喂水解奶呢？”

“水解奶是不是没有营养呢？”

“适度水解奶、深度水解奶，还有氨基酸奶，这么多名词，都是什么意思？”

我们在门诊经常会遇到家长询问水解奶的相关问题。水解奶实际上就是水解蛋白配方奶。水解蛋白配方奶是一种特殊配方的奶粉，它通过特定的技术处理，将牛奶中的蛋白质分解成多肽和游离氨基酸。这种处理方式降低了蛋白质的抗原性，从而减少了宝宝对牛奶蛋白过敏的风险。根据蛋白质水解的程度，下面介绍3种水解配方奶。

部分水解蛋白配方奶

部分水解蛋白配方奶，也称为适度水解蛋白配方奶，是通过适度水解牛奶蛋白，将其分解成小肽段。这种处理减少了抗原活性物质的数量，降低了蛋白质的抗原性，但保留了一定的抗原活性。这种配方奶主要用于预防牛奶蛋白过敏，而不是治疗已经发生的过敏。

深度水解蛋白配方奶

深度水解蛋白配方奶通过加热、超滤、水解等工艺，将牛奶蛋白分解成二肽、三肽和少量游离氨基酸。这种配方奶的抗原性显著降低，有助于减轻宝宝的肠道负担，改善过敏症状。它适用于轻至中度牛奶蛋白过敏的宝宝。在选择深度水解蛋白配方奶时，应选择肽链分子量<1200道尔顿的产品，因为这样的产品致敏性更低。

氨基酸配方奶

氨基酸配方奶完全由游离氨基酸组成，不含肽链，因此不具有免疫原性。这种配方奶适用于那些无法耐受深度水解蛋白配方奶或患有重度牛奶蛋白过敏的宝宝。然而，氨基酸配方奶的口感可能不佳，价格较高，并且不具备预防过敏的作用，通常只在医生的指导下使用。

尽管市场上各种水解蛋白配方奶的能量和成分配比越来越接近母乳，但母乳仍然是宝宝最理想的天然食品。对于无法获得充足母乳的健康宝宝，建议使用普通配方奶，因为它经济实惠且口味较好。深度水解蛋白配方奶和氨基酸配方奶属于特殊医学用途的婴儿配方奶，应在医生的指导下使用。

108. 过敏好转后如何转奶？

在门诊，我们经常遇到家长询问关于宝宝过敏症状好转后是否可以转奶，以及如何进行转奶的问题。下面我们来解答这些常见问题。

宝宝过敏症状已经消失了，现在可以转奶吗？

不可以。虽然宝宝的过敏症状暂时消失，但这并不意味着宝宝已经对过敏原产生了免疫耐受。如果急于转奶，过敏症状可能会再次出现。

什么时候可以开始转奶?

根据临床研究,建议宝宝在9~12个月大时,或者喂养特殊医学配方奶满6个月后,才考虑转奶。

宝宝可以在家中自行转奶吗?

如果宝宝没有湿疹,并且从未出现过速发型过敏反应症状,可以尝试在家中转奶。如果宝宝有湿疹,应先进行血清特异性IgE检测或皮肤点刺试验,结果呈阴性的宝宝可以在家转奶,结果呈阳性则须咨询医生。对于有速发型过敏反应症状的宝宝,不建议在家中自行转奶,而应先咨询临床医生。

应该选择哪种奶粉进行转奶?

对于有中至重度过敏症状的宝宝,如果一直在使用氨基酸配方奶治疗,治疗9~12个月后可以考虑转为深度水解蛋白配方奶。对于轻至中度过敏症状的宝宝,如果一直在使用深度水解蛋白配方奶,治疗6个月后可以考虑转为适度水解蛋白配方奶或整蛋白配方奶。

转奶过程需要多长时间?

转奶过程至少需要持续1周时间。

如何为宝宝进行转奶?

转奶应从每天的第一顿奶开始,逐渐增加整蛋白配方奶的比例。例如,如果宝宝每天第一顿奶量为210mL,第一天可以给予低敏配方180mL加上整蛋白配方奶30mL,第二天给予低敏配方150mL加上整蛋白配方奶60mL,以此类推,直到7天后第一顿奶完全转为整蛋白配方奶。如果宝宝第一顿奶量不足200mL,则在第一顿奶转换完成后,继续转换第二顿奶,直到整蛋白配方奶量达到200mL或以上。经过7天的转换过程,以确定宝宝是否已经耐受整蛋白牛奶配方。如果耐受,则可以将全天的低敏配方奶转换为整蛋白配方奶。

转奶过程中需要注意什么?

在转奶过程中,家长应密切观察宝宝的吃奶情况,以及吃完奶后数小时至数天内是否有呕吐、腹泻、便血、便秘、哭闹、皮疹等过敏症状出现。如果出现这些症状,应立即停止转奶,恢复到之前使用的低敏配方奶,并咨询医生。

109. 出现过敏反应,如何换奶?

在门诊,我们经常遇到一些焦虑的家长抱着宝宝询问:医生,宝宝现在确诊为牛奶蛋白过敏了吗?我们需要更换奶粉吗?应该选择哪种奶粉?需要吃多久?

如何诊断宝宝是否牛奶蛋白过敏?

如果宝宝在摄入牛奶蛋白后数分钟至2小时内出现风团、口唇肿胀、恶心、呕吐、喘息等速发型过敏反应,可以通过检测血清特异性IgE水平或进行皮肤点刺试验来诊断。如果宝宝在摄入牛奶蛋白后2小时至数天内出现呕吐、腹泻、便秘、腹胀、哭闹、便血、湿疹等迟发型过敏反应,需要通过"饮食回避-食物激发试验"再次引入牛奶蛋白,并密切观察宝宝的反应。如果过敏症状复现,则诊断为牛奶蛋白过敏;如果未再出现过敏症状,则可排除牛奶蛋白过敏。排除过敏者可以转为普通配方奶粉,而确诊过敏者则需使用低敏配方奶粉。

宝宝出现过敏症状,应选择哪种低敏配方奶粉?

当宝宝出现湿疹、消化道症状或呼吸道症状,怀疑牛奶蛋白过敏时,应将原先的配方奶粉更换为低敏配方。如果宝宝症状严重,如出现过喉炎、喘息、过敏性休克,或过敏导致贫血、低蛋白血症、生长发育迟缓,应立即更换为氨基酸配方奶粉。

如果宝宝表现为轻至中度过敏症状，如湿疹、腹泻、便秘、呕吐、腹胀、哭闹等，可以更换为深度水解蛋白配方奶粉或氨基酸配方奶粉。

怀疑牛奶蛋白过敏的宝宝，需要回避牛奶蛋白多长时间？

怀疑牛奶蛋白过敏的宝宝，需要回避牛奶蛋白，并改用氨基酸配方奶粉至少6周。

宝宝回避牛奶蛋白6周后，过敏症状消失，可以换回普通配方奶粉吗？

宝宝回避牛奶蛋白6周后，如果过敏症状消失，是否转回普通配方奶粉需要先判断宝宝是否确实存在牛奶蛋白过敏。确诊过敏者需持续使用低敏配方奶粉至少6个月，排除过敏者则可以换回普通配方奶粉。

宝宝确诊牛奶蛋白过敏后，低敏配方奶粉需要使用多久？

确诊牛奶蛋白过敏的宝宝，应使用低敏配方奶粉直至9~12个月大，或者持续喂养至少6个月。

110. 牛奶蛋白过敏的宝宝可以喝羊奶粉吗？

Q

“医生，我和宝爸都是过敏体质，我们可不可以给宝宝喝羊奶粉预防过敏？”

“医生，羊奶粉是不是更有营养呢？”

“宝宝过敏了，能喝羊奶粉来治疗过敏吗？”

新生儿最容易过敏的食物之一就是牛奶蛋白。在国外，牛奶蛋白过敏的发生率约为7.5%，在国内略低。

如何预防过敏？

预防牛奶蛋白过敏的最佳方法就是母乳喂养。母乳是宝宝最理想的食物，无论是对于已经出现过敏症状的宝宝，还是为了减少过敏风险，母乳都是首选。

羊奶粉是否更有营养？

山羊配方奶粉的成分与人奶较为接近，其营养素配置也与人奶相似。一些研究表明，山羊奶的营养价值可能高于牛奶，并且山羊奶中的蛋白质分子较小，易于人体吸收，形成较细软的凝块。

羊奶粉能否预防和治疗过敏？

目前的研究指出，牛奶配方奶粉中的非β-乳球蛋白和α-乳清蛋白是引发过敏反应的主要物质。尽管山羊奶的营养价值较高，但山羊奶粉作为异源物质，同样可能引发过敏反应。山羊奶粉中缺乏牛奶中的α-S1酪蛋白，因此，相对牛奶而言，引发过敏的可能性较小。然而，牛奶过敏的婴儿中仍有17%~47%可能对豆奶过敏。羊奶蛋白与牛奶蛋白存在一定程度的相似性，可能会发生交叉过敏。

因此，目前并不推荐对牛奶过敏的宝宝使用非牛奶奶制品喂养。对于已经发生牛奶蛋白过敏的宝宝，首选应是母乳。如果母乳不足，可以考虑使用深度水解蛋白奶或氨基酸奶粉。

在一些特殊地区，如果无法购买到适度水解蛋白奶，并且母乳量明显不足时，才考虑使用羊奶粉作为预防牛奶蛋白过敏的替代方案。

111. 喝低敏配方奶粉会营养不良吗？

低敏配方奶粉是经过特殊处理的水解蛋白奶粉，分为部分水解蛋白配方奶粉和深度水解蛋白配方奶粉。部分水解蛋白配方奶粉通过专门的蛋白水解工艺，将牛奶中的高致敏性蛋白转变为低致敏性的小分子蛋白。深度水解蛋白配方奶粉则通过特殊工艺，将蛋白质水解为更易吸收的短肽。这些低敏配方奶粉降低了牛奶蛋白的致敏性，适合过敏体质的宝宝，并可根据医生的建议选择合适的低敏配方奶粉。对于容易起湿疹、大便稀的宝宝，建议使用低敏配方奶粉，它们像母乳一样温和，有助于保护婴儿的消化、代谢和免疫系统。美国食品药品监督管理局（FDA）在2011年5月核准指出，对于有过敏家族史的婴儿，喂养适度水解的100%乳清蛋白配方奶粉可以有效降低婴儿第一年内患过敏性湿疹的风险。

低敏配方奶粉的营养成分与普通配方奶粉相同，添加了钙、镁、锌、铁等微量元素，形成较软、易吸收的凝乳，同时添加了活性益生菌，为过敏宝宝的肠道提供额外保护。因此，宝宝食用低敏配方奶粉不会导致营养不良。

为什么有些喝低敏配方奶粉的宝宝体重增长不明显，或者生长发育未能达到预期？这可能是因为过敏宝宝之前长时间受牛奶蛋白过敏的影响，导致肠道黏膜受损，营养物质吸收不良。因此，对于过敏宝宝在食用低敏配方奶粉后体重增长缓慢或生长发育迟缓，家长不应过于焦虑。只要坚持按医嘱食用低敏配方奶粉，过敏宝宝的肠道功能会逐渐改善，免疫力也会逐步提高。

实际上，低敏配方奶粉不仅适合过敏宝宝，它富含新生儿所需的各种营养，如维生素A、维生素B_6、维生素B_{12}、叶酸、维生素B_3（烟酸）等，适合所有宝宝食用。

112. 喝低敏配方奶粉可以预防过敏吗？

许多宝宝会出现牛奶蛋白过敏的情况，家长们常会自行选择低敏配方奶粉来预防过敏。那么，低敏配方奶粉是否能预防过敏呢？

首先，我们来了解一下什么是低敏配方奶粉。欧洲儿科过敏和临床免疫学会及美国儿科营养学会对低敏配方奶粉的定义是基于牛奶蛋白的水解物，水解蛋白是实现低敏配方的关键。目前，根据水解程度的不同，水解蛋白配方奶粉分为适度水解蛋白配方奶粉（部分水解配方奶粉）和完全水解蛋白配方奶粉（深度水解配方奶粉）。

然而，许多研究显示，使用部分或深度水解配方奶粉来预防婴儿食物过敏的效果并不一致，并且存在方法学上的缺陷。因此，2021年欧洲过敏及临床免疫学会在预防婴幼儿食物过敏发展的指南中不推荐或反对使用部分或深度水解蛋白配方奶粉来预防婴儿食物过敏。

当无法进行纯母乳喂养时，家长可以选择多种替代品，包括水解蛋白配方奶粉。对于新生儿，尤其是那些有过敏性疾病家族史的高风险新生儿，建议选择水解蛋白配方奶粉进行喂养。水解蛋白配方奶粉中的蛋白质经过水解，形成容易被婴儿消化道吸收的短肽。这一过程并未改变其营养价值，可以满足婴儿的生长发育需求，同时降低了蛋白的抗原性，从而减少了婴儿过敏的风险。

综上所述，虽然水解蛋白配方奶粉不能普遍用于预防所有婴儿的食物过敏，但对于有高风险因素的新生儿，它仍然是一个可行的选择。在决定是否使用水解蛋白配方奶粉时，家长应咨询医生的建议，并根据宝宝的具体情况做出选择。

113. 所有过敏原检测阳性的食物都需要饮食回避吗？

食物过敏是婴幼儿常见的疾病，一些家长可能会盲目地让宝宝避免食用疑似过敏食物，这可能导致营养素摄入不足，影响宝宝的生长发育。那么，所有过敏原检测阳性的食物都需要饮食回避吗？

合理饮食回避是食物过敏治疗的主要方法，应避免食用明确过敏的食物，但不应过度地避免进食。在明确诊断食物过敏及确定过敏原的基础上，我们应最小限度地避免进食，同时避免进食**交叉反应性食物**。进食前仔细阅读食物标签，注意避免无意暴露导致严重的过敏反应。母乳喂养的婴儿，母亲须有针对性地避免进食婴儿过敏食物。因为不同食物的自然进程不同，须定期评估食物过敏原的致敏状态。长期进行饮食回避的过敏儿童家长应进行营养咨询。

麒麟宝宝课堂

交叉反应性食物

交叉反应性食物是指两种不同的食物，由于引起过敏反应的过敏原在分子组成上相同或类似，对一种食物过敏后接触另一种具有类似于过敏原的食物时也会引起过敏。

检测报告呈阳性并不一定意味着真正的过敏，必须结合患儿的临床症状才能认定为过敏。例如，如果检测结果显示鸡蛋过敏，但宝宝吃鸡蛋后并没有出现呕吐、腹泻、便血、皮疹瘙痒等过敏相关症状，我们就不应认为存在鸡蛋过敏，也无须刻意回避。不过，阳性结果提示宝宝可能存在过敏风险，因此，我们需要密切观察患儿食用后是否有不良反应。食物过敏的机制可能涉及多种机制的混合作用，并且有的宝宝症状可能不典型。因此，是否需要避免进食相关食物，应在专科医生的指导下进行。

114. 宝宝过敏需要吃药吗？

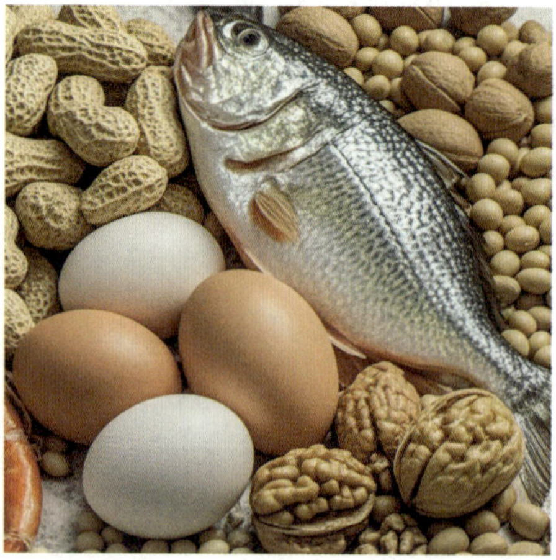

宝宝过敏通常不需要药物治疗，目前最有效的方法是饮食回避，即在日常饮食中完全排除引起过敏的食物，并选择其他食物进行替代。在所有食物过敏问题中，牛奶蛋白过敏是最常被关注的问题。

对于配方奶喂养的婴儿，如果出现牛奶蛋白过敏，可以选择氨基酸配方奶粉或深度水解蛋白配方奶粉进行喂养。深度水解蛋白配方奶粉因为口感较好，对于轻至中度牛奶蛋白过敏的宝宝是一个不错的选择。然而，对于重度牛奶蛋白过敏或对多种食物过敏的宝宝，应采用氨基酸配方奶粉进行治疗。一般不建议使用大豆奶进行治疗，也不建议使用羊奶或其他动物乳品作为替代治疗。

如果宝宝仅对鸡蛋、大豆、坚果或海产品等单一食物过敏，可以直接进行饮食回避。家长需要特别注意宝宝食用的零食中可能含有过敏原，因此在食用前应仔细阅读成分表。

对于母乳喂养的宝宝，如果怀疑食物过敏，建议继续母乳喂养，但母亲应暂时回避疑似引起过敏的食物，并建议向专业医生进行咨询和评估。

虽然预防过敏很重要，但需要注意的是，一些食物过敏会随着宝宝年龄的增长而自然缓解。因此，建议家长定期对宝宝进行过敏评估。特别是当宝宝需要长期回避某种食物时，应咨询营养师或专业医师，选择合适的替代食物，避免因盲目或错误的饮食回避而影响孩子的生长发育。

最后，提醒各位家长，如果宝宝出现严重过敏反应或过敏性休克，应立即寻求医疗帮助。

115. 益生菌能预防过敏吗？

益生菌作为婴幼儿常用的补充剂，受到了许多家长的推崇，尤其是在儿科门诊，经常有家长询问："医生，我们宝宝容易过敏，哪种益生菌能预防过敏呢？"今天，让我们来了解益生菌与过敏之间的关系。

从前文我们已经了解到，益生菌能够促进和维持肠道微生物的稳定，预防和治疗胃肠道疾病，预防新生儿坏死性小肠结肠炎，辅助治疗湿疹等过敏性疾病，以及缓解喂养不耐受。

过敏性疾病可能影响全身多个器官和系统，并可能伴随人的一生。过敏的发生原因非常复杂，但研究表明，肠道菌群失调可能与过敏有关。儿童早期肠道的黏膜相关淋巴组织与大量肠道微生物的相互作用对于产生**免疫耐受**至关重要。不同的菌群模式可能诱发不同的免疫反应模式，而肠道益生菌可以促进**Th1倾向**的免疫应答，也可以促进**调节性T细胞（Treg）**的发育和分泌性细胞因子的产生。益生菌在预防和治疗过敏性疾病方面的应用是目前的研究热点。

麒麟宝宝课堂

免疫耐受 免疫耐受是免疫系统的一种自我调节能力，它让免疫细胞能够识别并避免攻击身体自身的组织。如果这种耐受机制出现问题，可能会导致免疫系统错误地攻击自身，引发自身免疫疾病。

Th1倾向 Th1倾向是指Th1细胞在免疫反应中占主导地位的情况。Th1细胞主要分泌干扰素-γ（IFN-γ）、肿瘤坏死因子（TNF）等细胞因子，这些细胞因子在细胞免疫和炎症反应中起重要作用。

调节性T细胞（Treg） 调节性T细胞是一类控制体内自身免疫反应性的T细胞亚群，与自身免疫性疾病的发生关系密切。

虽然有研究认为，在妊娠期间、哺乳期和（或）婴儿期使用益生菌可能有助于预防食物过敏，但目前还没有充分的证据支持这一点，仍需要进一步的研究。已经得到证实的是，益生菌确实能够预防湿疹。

益生菌具有多重益处，包括抑制病原体的定植、增强肠道屏障、调节免疫功能。虽然目前还没有充分的证据支持母亲在妊娠期、哺乳期及儿童自身使用益生菌可以预防食物过敏，但益生菌确实能够预防湿疹等过敏性疾病。因此，对于有湿疹困扰的宝宝，家长可以选择适合的益生菌来为其预防湿疹。

116. 婴儿过敏会自行消退吗?

婴幼儿期是过敏性疾病的高发时期。我国婴幼儿过敏性疾病的发病率较高,并且呈现快速增长的趋势。宝宝能否自愈,通常与过敏的严重程度有关。轻微的过敏反应,如果及时避免接触过敏原,通常可以自行缓解、消退。然而,如果过敏症状严重,通常不会自行消退,需要及时就医并接受治疗。

轻微过敏

如果宝宝对某些食物、衣物或花粉等轻微过敏,仅表现为小面积皮肤湿疹、荨麻疹或轻微的打喷嚏、流眼泪等症状,并且没有其他严重不适,同时家长能够及时阻止宝宝继续接触过敏原,这些过敏症状通常可以自行消退。

严重过敏

如果宝宝的过敏症状较为严重,影响到呼吸道,可能会出现咳嗽、哮喘,甚至喉头水肿、窒息等症状。如果影响到消化道,可能会导致呕吐、腹痛、腹泻、便血等症状,或者出现红疹、风团,甚至全身水肿或过敏性休克,表现为血压下降、意识改变等。在这种情况下,宝宝的过敏症状通常不会自行消退,家长应立即带宝宝就医。

一旦发现宝宝出现严重的过敏症状,家长应立即带宝宝就医,而不是等待症状自行缓解。建议到医院检查以确定过敏原,并根据医生的建议进行治疗。在日常生活中,应避免让宝宝再次接触过敏原,以防止过敏反应再次发生。

婴幼儿过敏性疾病的发生与多种因素有关,包括遗传因素、免疫系统的成熟度,以及环境因素。

遗传因素

遗传是婴幼儿过敏的一个重要风险因素。研究表明,即使父母双方都无过敏史,孩子发生过敏的概率为15%;如果父母一方有过敏史,孩子发生过敏的概率为

20%~40%；如果父母双方都有过敏史，孩子发生过敏的概率可高达80%。

免疫系统和肠道发育

婴儿的免疫系统和肠道发育尚未成熟，外来物质容易通过肠道进入体内，引发不适当的免疫反应，增加过敏风险。

环境因素

日益恶化的环境因素，如妊娠期环境、分娩方式等，也会增加婴儿过敏的风险。研究表明，即使是没有家族过敏史的剖宫产婴儿，其过敏风险也会增加23%；而对于有家族过敏史的剖宫产婴儿，过敏风险会增加3倍。

喂养方式

食物过敏通常是婴幼儿过敏历程的第一步，是由食物蛋白引起的异常或过强的免疫反应。牛奶蛋白是婴儿最早接触的食物过敏原之一。研究表明，出生3天内添加过普通整蛋白配方奶粉的婴幼儿，发生过敏性疾病的风险是未添加的婴幼儿的1.4倍。

预防婴儿过敏，从营养管理开始。母乳喂养不仅为婴儿提供最佳的营养，也是预防过敏的首选策略。建议至少坚持母乳喂养6个月。如果母乳不足或无法母乳喂养，可以选择经过临床研究证实能有效降低过敏风险的部分水解配方奶粉。部分水解蛋白配方通过将高致敏性的普通牛奶蛋白水解为低致敏性的小分子蛋白质，切断过敏原片段，从而有助于降低婴幼儿的过敏风险；同时保留部分低敏片段，温和刺激婴儿免疫系统，促进免疫耐受。

总之，对过敏最关键的是在过敏发生前采取措施，进行早期预防，降低过敏风险，并在出现过敏时积极干预和治疗。

117. 母乳宝宝过敏，母亲需要忌口吗？

Q

“医生，宝宝一直都是母乳喂养的，但宝宝是过敏体质，宝妈还能喝牛奶、吃鸡蛋吗？”

“宝宝过敏了，还想继续喂母乳，宝妈有什么食物不能吃呢？”

“医生，宝宝过敏，如果宝妈忌口，母乳喂养的宝宝会不会营养不良呢？”

如何判断母乳宝宝是否过敏？

母乳宝宝同样可能发生食物过敏。判断宝宝是否因母乳过敏，可以观察以下情况：当母亲食用某些易过敏食物后，如果宝宝出现皮疹、腹泻、腹胀、肠绞痛、便秘、吐奶等症状，并且在母亲停止食用这些食物2~4周后症状有所改善，再次食用后症状重现，那么可以考虑宝宝对该食物过敏。

过敏后母亲该怎么办？

如果确定宝宝对某种食物过敏，母亲应暂时避免食用该食物至少6个月。6个月后，在医生的指导下，可以考虑逐步恢复食用该食物。

并非所有易过敏食物都需要忌口。常见的易过敏食物包括牛奶、鸡蛋、大豆、小麦、海鲜、牛羊肉和坚果。在宝宝没有明确过敏症状时，母亲不需要特别忌口，而应保证饮食多样化，以确保母乳营养充足，促进宝宝健康成长。

如果宝宝出现过敏症状，但无法确定具体的过敏原，母亲应暂停食用所有可能导致过敏的食物，待宝宝症状缓解，在医生指导下逐步恢复正常饮食。

恢复正常饮食的过程可能较为缓慢和复杂。应从过敏可能性最小的食物开始，每添加一种食物观察3~5天，确认宝宝可以耐受后再引入下一种。在所有低过敏风险食物都能正常添加后，若宝宝一周内无症状，可逐渐尝试添加最可能引起过敏的食物。在此过程中，若宝宝对任何可疑食物出现过敏反应，应立即停止添加，并重新咨询医生，寻求合适的时机再次尝试添加食物。

118. 过敏体质的宝宝吃药须小心

少数过敏体质的宝宝可能会产生药物过敏反应，这与用药的剂量、给药途径、药物本身的药理作用无关。宝宝在服用某些药物后可能会出现过敏表现，这会让家长感到非常担心。了解宝宝对哪些药物过敏，对于未来避免使用这些易致敏药物至关重要。

理论上，任何药物都有可能引起过敏，但不同种类的药物致敏风险不同。常见的易引发过敏的药物包括以下几种。

- 抗生素：如青霉素、头孢菌素和氨苄西林。
- 磺胺类药物：如磺胺嘧啶和复方磺胺甲恶唑。
- 解热镇痛药：如阿司匹林、抗炎药、布洛芬。
- 镇静和抗真菌药物：如苯巴比妥和苯妥英钠。

此外，一些麻醉药物、血清制剂和某些中药也可能引起过敏。值得注意的是，中药也会引发过敏，因为其成分复杂，其中的鞣质、色素等成分都有可能引起过敏反应。

药物过敏后，宝宝可能会出现一些明显的症状，如局部红斑、迅速蔓延的皮疹、表皮剥脱等。药物过敏有时存在潜伏期，反应速度可能快，也可能慢。有的宝宝在服用药物后会立即出现过敏反应，而有的宝宝则可能在用药一周后才逐渐显现。临床上，这些反应分为速发型和迟发型药物过敏反应。如果宝宝出现面色苍白、喘息、呼吸困难、意识障碍等症状，应立即就医，因为这些可能是严重过敏反应的表现，甚至可能危及生命。

儿童是一个特殊的群体，具有用药的特殊性。儿童对药物的吸收和分布与成人不同，药物的蛋白质结合率偏低，体内酶的活性可能较低或缺乏，这可能导致药物在体内蓄积。此外，年龄越小的儿童，其肾脏的滤过、浓缩和排泄功能越不完善。因此，医生和家长都应重视儿童用药，并慎重选择药物。特别是对抗生素和解热镇痛类药物，应避免滥用。在用药前，应咨询医生的建议，合理用药，并在就诊时告知医生药物过敏史。用药前进行皮试也很重要，不能马虎。对于有过敏家族史的孩子，家中可自备抗过敏药物或糖皮质激素，以备不时之需。

119. 过敏体质的宝宝可以打疫苗吗？

Q

"医生，我家宝宝是过敏体质，可以打疫苗吗？"

"医生，这么多种类的疫苗，哪种疫苗最容易引起过敏呢？"

"宝宝之前过敏很严重，接种疫苗需要延迟吗？"

"宝宝对鸡蛋过敏，哪种疫苗不能接种呢？"

"医生，宝宝是过敏体质，我们接种的免费疫苗和自费疫苗如何选择呢？"

过敏宝宝在接触到某些食物蛋白后，可能会发生不同程度的过敏反应。在新生儿期，这些反应可能表现为吐奶、腹胀、腹泻、便秘、皮疹、便血、哭闹、体重增长缓慢等症状。许多食物都可能引起宝宝过敏，其中最常见的致敏食物包括牛奶、鸡蛋、坚果、甲壳类和贝类、鱼、小麦和大豆等。

近年来，食物过敏的宝宝数量有所增加。食物过敏不仅可能引起重度湿疹、变应性鼻炎、哮喘等，而且部分儿童因严重过敏反应需要全身使用糖皮质激素，这可能增加食物过敏儿童的感染风险。

食物过敏的宝宝打疫苗会发生过敏吗？

目前，绝大多数疫苗不含有食物相关成分，因此，注射疫苗通常不会引起相关的食物过敏反应。接种疫苗并不会增加食物过敏的风险。事实上，儿童在适当的时间接种疫苗，可以降低某些过敏性疾病的发生率。因此，食物过敏的宝宝通常可以正常进行预防接种。

哪些疫苗可能会引起过敏？

对于过敏宝宝的疫苗接种，需要注意一些特殊情况。例如，流行性感冒（简称"流感"）疫苗中可能含有微量的卵清蛋白（一种主要的蛋类过敏原）。对于已经明确对鸡蛋过敏的宝宝，应在医生的指导下，在正规的医疗机构进行接种。如果宝宝有严重的鸡蛋过敏史，曾经因食用或接触鸡蛋而出现全身过敏反应，应在医疗机构的监护下接种。对于非免疫规划的疫苗，如黄热病疫苗，对蛋类过敏的宝宝应避免接种。为了方便家长们了解疫苗接种的适宜性，以下是一些接种建议。

可以接种

食物过敏的儿童可以按照免疫程序，正常接种免疫程序计划内的疫苗。

正常接种

有蛋类严重全身过敏反应史的儿童，应在医疗机构监护下接种流感疫苗。

暂缓接种

食物过敏的急性反应期（如并发哮喘、荨麻疹等）或接种部位皮肤异常（如湿疹、特应性皮炎等），应暂缓接种。

禁忌接种

对蛋类过敏者应避免接种黄热病疫苗。

120. 如何判断食物过敏？

Q

"宝宝身上总有红疙瘩或红斑，是过敏了吗？怎么解决呢？"

"宝宝之前是母乳喂养，今日添加了一点儿奶粉，宝宝为什么呕吐了？"

"为什么宝宝吃圣女果、猕猴桃、鸡肉、果酱等时，口唇周围就红成一片？是过敏了吗？"

在门诊，总有宝妈咨询一些有关食物过敏的问题，下面我们将对一些常见问题进行解答。

什么是食物过敏？

食物过敏是指在暴露于某种特定食物时，由特异性免疫反应引起的不良健康影响。它也可以定义为由食物引起的对人体有害的免疫反应，这种反应在接触某种特定食物时可重复发生。

食物为什么会过敏？

食物过敏是由于人体正常的免疫功能紊乱，导致正常的耐受机制被破坏所致。

食物过敏的分类

IgE抗体介导的食物过敏

在进食致敏食物后2小时内出现的速发型过敏反应，如急性荨麻疹、血管性水肿（口唇、面部、耳郭等部位突然肿胀）、食物依赖性运动诱发性的过敏反应、口腔过敏综合征等。这些过敏反应相对容易被家长发现。

IgE抗体和细胞免疫混合介导的食物过敏

包括特应性皮炎、嗜酸细胞性食管炎、嗜酸细胞性胃肠炎。后两者不容易被发现和确诊，确诊依赖黏膜病理检查。

非IgE抗体介导的食物过敏

非IgE抗体介导的食物过敏（细胞免疫介导的食物过敏）包括食物蛋白性小肠结肠炎、食物蛋白性肠病、过敏性结肠炎等。确诊也依赖黏膜病理检查。

什么情况下提示宝宝可能对食物过敏了呢？

- 持续腹泻。
- 呕吐或消化不良，肠胀气或便秘。
- 不明原因的频繁哭闹，难以安抚。
- 便血或大便中混有血丝。
- 皮肤粗糙、奶癣或红斑，湿疹不消退，进食后口唇周围发红或肿胀。
- 突然发生或反复咳嗽或气喘。

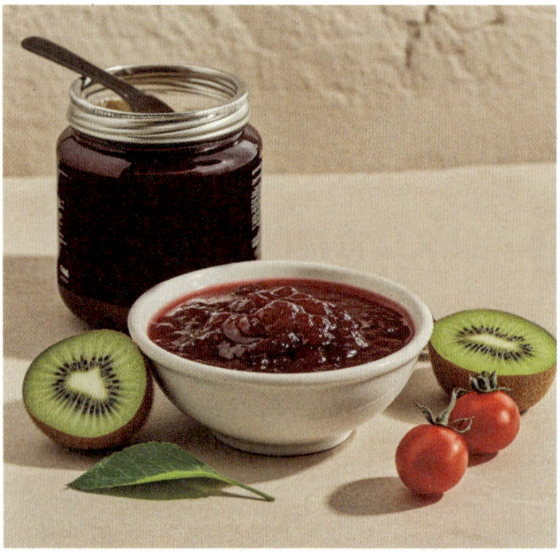

母乳喂养的宝宝在母亲进食海鲜、牛羊肉、某些特殊水果后突然出现上述不适，提示宝宝可能对此食物过敏。过敏现象可以在进食后很快发生，也可以在进食后数小时或数天后发生。

检测食物过敏原sIgE阳性，就能确诊对这种食物过敏吗？

不一定。阳性的测试结果不等同于过敏，只有结合患儿进食该食物后发生了过敏症状，才可以诊断。确诊的金标准是过敏食物回避，然后再引入该食物，激发试验阳性才可以诊断。

121. 牛奶蛋白过敏的宝宝如何添加辅食?

Q

"宝宝牛奶蛋白过敏,是不是就不能喝奶粉了?"

"我的宝宝仅吃母乳,就不会牛奶蛋白过敏了吧?"

"宝宝是过敏体质,能吃蛋糕、面包、饼干吗?"

"宝宝过敏,能吃鱼、蛋类、肉类吗?"

"什么情况下宝宝必须喝奶粉?"

什么是牛奶蛋白过敏?

牛奶蛋白过敏(CMPA)是指人体对牛奶中部分蛋白质分子发生的免疫反应,是新生儿期和婴儿期最常见的食物过敏性疾病。临床表现缺乏特异性,可累及皮肤、消化道、呼吸道等多个系统。

牛奶蛋白过敏是怎么发生的?

牛奶中的主要过敏原为酪蛋白和乳清蛋白,与大豆蛋白存在交叉过敏现象。少量牛奶蛋白也可通过母乳传递使患儿致敏,因此,纯母乳喂养的婴儿也可能发生CMPA。新生儿和小婴儿的消化道黏膜尚未发育成熟,消化液分泌缺乏,肠壁通透性高,使用抗生素导致肠道菌群紊乱等原因,均可能导致CMPA。

牛奶蛋白过敏有什么表现呢?

可能表现为湿疹、瘙痒、频繁哭闹、奶量减少、体重减轻、嗜睡、呕吐、腹胀、腹泻和便血等。

CMPA小儿如何添加辅食?

首先,不应因为添加辅食而减少母乳喂养量。对于纯母乳喂养的非IgE介导的CMPA小儿，鼓励母乳喂养至6月龄，并在继续母乳喂养的基础上添加辅食。辅食添加应在过敏症状，尤其是胃肠道症状得到控制时开始。辅食添加原则与正常婴儿相同。

对于非纯母乳喂养的非IgE介导的CMPA小儿，可以在婴儿满4月龄后，并且能安全进食固体食物（如抬头稳、能靠坐、伸舌反射消失）时开始添加辅食，并应持续、规律地摄入多样化的食物。辅食添加初期（4~9月龄），建议以引入新食物为重点，尽量减少不必要的配方转换。应从富含铁的泥糊状食物开始，每引入新的食物时，一定要注意观察过敏现象。但不应盲目回避易过敏食物，如鸡蛋、花生、鱼、虾等。如尝试新食物时出现不良反应，必须及时停止食用，3个月后再尝试从更低食量引入。

引入含牛奶蛋白食物的步骤如下。

■ 引入少许含牛奶蛋白的饼干，逐渐增加进食量。

■ 引入其他含牛奶蛋白的烘烤产品。

■ 引入奶酪。

■ 引入酸奶。

■ 引入巴氏消毒奶。

在引入牛奶蛋白时不能同时引入其他食物，如果在此期间出现过敏，则返回上一步。

CMPA宝宝的母亲需要回避牛奶蛋白吗？

母乳喂养的婴儿一般不建议停用母乳。但建议母亲进行“饮食回避-食物激发试验”，并同时观察婴儿的过敏反应情况。鉴于婴儿期食物过敏以牛奶和鸡蛋为主，故母亲可优先回避牛奶和鸡蛋。

以下情况必须暂停母乳，换用氨基酸配方奶。

■ 母亲进行膳食回避后，婴儿症状持续且严重。

■ 婴儿出现生长迟缓和其他营养素缺乏。

■ 母亲饮食回避导致自身严重的健康问题。

■ 母亲心理负担过重，无法承受。

122. 宝宝辅食过敏了该怎么办？

Q

“添加辅食时宝宝不好好吃，往外吐怎么办？能加点儿盐或糖吗？”

“宝宝身上有少量红疹还能继续添加辅食吗？”

“宝宝对鸡蛋过敏还能继续添加吗？”

“大宝对鸡蛋过敏，二宝还能添加鸡蛋吗？”

“宝宝很瘦，多喂一点儿行不行？”

什么是辅食？

辅食是指除母乳和(或)配方奶以外的其他各种性状的食物，包括各种天然固体和液体食物，以及商品化食物。

何时开始添加辅食？

母乳是婴儿最好的食物。在满6月龄之前，如果需要添加母乳以外的任何食物，应咨询医务人员做出谨慎决定。通常建议满6个月再开始添加辅食，过早或过晚添加均可能影响健康。

大多数宝宝如何添加辅食？

■ 从富含铁的泥糊状食物开始，如肉泥、肝泥、含铁的婴儿谷粉等。

■ 注意引入多样化食物，但每次仅引入1种新食物。进食频次和进食量应逐渐增加。

■ 1岁以内尽量少加糖和盐，1岁以后可适当添加口味清淡的食物。

■ 采用回应式喂养，及时识别婴儿饥饿或饱腹信号，做出喂养回应。哭闹是婴儿饥饿的最晚信号。鼓励进食但不强迫。

■ 注意宝宝的体格发育情况:选用国家卫生标准《5岁以下儿童生长判定WS/T423-2013》,出生体重正常的宝宝最佳生长模式是基本维持其出生时在群体中的分布水平,不宜追求参考值上限。

如何判断宝宝食物过敏?

■ 食物不耐受不等于食物过敏。前者是异常的"生理反应",是非免疫反应所致;后者属于异常免疫反应,包括IgE介导、非IgE介导、混合介导。因此,不要盲目认定是真正过敏,而从此不再进食该食物。

■ 自己看到的"过敏症状",不一定就是真正的过敏。真正的食物过敏诊断是"可疑食物"回避后"过敏症状"消失,再次引入"可疑食物"时出现相同的过敏症状。

■ 医院开展的过敏原皮肤点刺试验(SPT)和过敏原特异性IgE(sIgE)检测阳性不能单独作为食物过敏的依据,诊断必须结合明确的食物过敏史,相同的sIgE数值在不同年龄儿童有不同的发病风险。

辅食过敏了怎么办?

■ 合理的饮食回避是食物过敏治疗最主要的方法。IgE介导的食物过敏一般会有明确的进食——过敏关联性或血液sIgE升高,宝宝和母亲比较容易有针对性回避。但不应盲目避免进食,以免营养不良。

■ 母乳喂养的婴儿,母亲也应该避免进食宝宝过敏的食物。

■ 避免意外暴露过敏原,进食前家长应仔细阅读食品成分标签。家庭外出聚餐也会增加意外暴露的风险。

■ 注意交叉过敏反应,如对坚果过敏的宝宝不建议食用其他坚果,对牛奶过敏的宝宝不建议食用其他哺乳动物奶。

■ 非IgE介导的食物过敏,不容易发现,如宝宝反复出现呕吐或便血,建议宝宝和母亲进行相关"饮食回避-食物激发试验",如激发试验阳性,可继续回避该食物。但是千万注意,因某种食物导致严重过敏的,不应该再进行该食物的激发试验。

■ 随着年龄增长，食物过敏的宝宝可能会逐渐出现食物耐受，开始时不能吃，不代表终身不能吃，尤其是牛奶、鸡蛋、小麦和大豆。

■ 不要担心过敏而延迟辅食添加。研究证实，在宝宝4~6个月期间尝试引入鸡蛋，可降低鸡蛋过敏的风险。

■ 长期饮食回避必须进行营养咨询，评估体格发育情况，避免营养不良发生。

123. 乳糖不耐受与牛奶蛋白过敏

在门诊，经常有家长咨询关于乳糖不耐受和牛奶蛋白过敏的问题，下面我们一起来学习一下。

乳糖不耐受

乳糖不耐受是由于小肠黏膜乳糖酶分泌较少或活性较低，导致宝宝无法完全消化母乳及牛奶中的乳糖，从而引起的非感染性腹泻。大便通常为黄色稀水样便，一般不会有便血。只有在发生非常严重的腹泻、大便次数过多时，才可能出现便血。

乳糖不耐受的宝宝除了腹泻外，还可能伴有腹胀、肠胀气、肠绞痛、排气频繁及哭闹不安等症状。我们可以通过尿半乳糖检测来进一步明确诊断。一旦确诊乳糖不耐受，如果宝宝排便次数不多，并且不影响生长发育，通常不需要特殊治疗。若腹泻次数过多，导致体重增加缓慢，则需要调整饮食。由于乳糖不耐受的主要病理改变是乳糖酶缺乏或活性低下，因此，可以适当为宝宝添加乳糖酶制剂。大多数宝宝在添加乳糖酶后症状会明显缓解。对于乳糖酶添加后效果不明显的宝宝，可以考虑更换为无乳糖配方奶粉。随着辅食的添加，母乳或普通奶粉的减少，腹泻会逐渐停止，预后通常良好。

牛奶蛋白过敏

牛奶蛋白过敏是由于牛奶中的某些蛋白分子在肠道中未经充分消化，进入肠黏膜组织而引起的免疫反应。以下情况可能发生牛奶蛋白过敏。

■ 配方奶喂养的宝宝，其免疫系统对牛奶蛋白过度反应。

■ 母乳喂养的宝宝，因母亲进食牛奶、鸡蛋、大豆或海产品等而发病。

■ 新生儿的消化道发育不成熟，肠壁结构松弛，黏膜通透性高，小肠获得免疫系统的抗原能力有限，并且宝宝自身正常的肠道菌群尚未建立，因此，极易使胃肠黏膜出现免疫炎症反应，进而出现腹泻、便血等症状。此外，湿疹、呕吐及腹胀等现象也较为常见。

根据喂养方式的不同，我们可以选择不同的治疗方法。

■ 对于人工喂养的宝宝需要禁食牛奶蛋白及奶制品。对轻至中度过敏的宝宝可以给予深度水解蛋白配方粉，对病情严重的宝宝可以给予氨基酸配方粉（AAF）喂养，一般建议持续喂养满6个月或至9~12月龄。

■ 对于母乳喂养的宝宝，母亲应禁食牛奶、乳制品、鸡蛋、海鲜及坚果等易引起过敏的食物。在回避期后，母亲可以在每周饮食中逐渐增加一种已回避的食物，观察宝宝的反应。如果宝宝再次出现过敏症状，则在后续辅食添加过程中应严格回避该食物。如果回

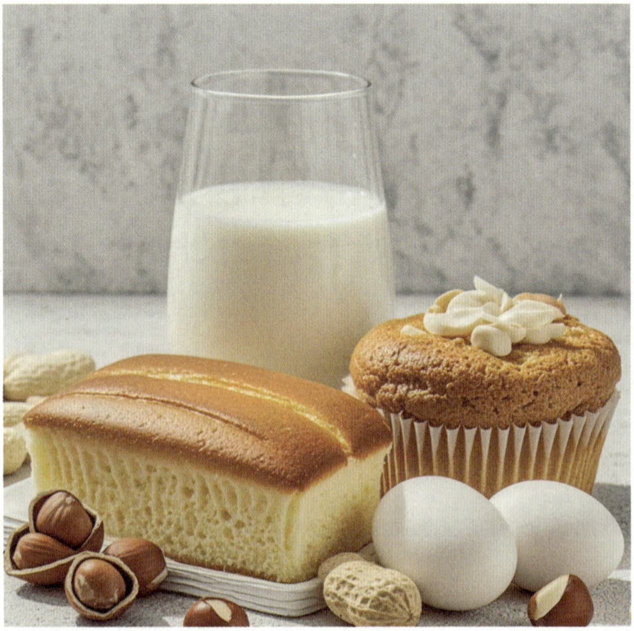

避2~4周后，宝宝的症状未改善或出现其他营养元素缺乏症状，则应暂停母乳喂养，改为氨基酸配方奶喂养。

124. 食物过敏能根治吗？

在门诊，宝宝食物过敏是家长们最为关心的问题之一。例如，宝宝的食物过敏能治好吗？长大一点儿后过敏症状能减轻吗？

食物过敏是否能够治愈？

食物过敏目前无法彻底治愈，但部分食物过敏随着年龄增长可以达到食物耐受，即在一定时间后可以正常进食。例如，牛奶、鸡蛋、大豆、小麦等，可能会随年龄增长出现一定程度的耐受，甚至完全耐受。然而，对花生和其他坚果的过敏往往可能持续到成人期。

什么是食物耐受？

食物耐受是指在进食含有食物蛋白的无害抗原后，人体对该抗原没有出现局部或全身免疫反应。因此，我们不必强调过敏必须“根治”，达到食物耐受就已经很好了。

食物过敏的儿童随年龄增长是否会出现其他过敏性疾病？

食物过敏通常在生命早期阶段出现，随后可能出现变应性鼻炎、支气管哮喘等，甚至与食物过敏同时存在。随着孩子成长，可能会出现特应性皮炎、过敏性结膜炎、变应性鼻炎、支气管哮喘等过敏性疾病。

母乳喂养能根治过敏吗？

母乳喂养可降低婴儿食物过敏的风险，因此建议在婴儿早期进行纯母乳喂养至少至6个月。但目前没有证据表明纯母乳喂养可以预防食物过敏。

如何让过敏高风险宝宝尽早达到食物耐受?

过敏高风险儿童通常是指家族中有过敏史的儿童。对于不能纯母乳喂养的过敏高风险儿童,建议在婴儿4~6个月大时引入鸡蛋,而牛奶、鱼、小麦、大豆等其他易致敏食物也应该在适当的时间引入。出生第一年引入的食物种类越多,越能降低食物过敏风险。但是,早于4个月或晚于6个月添加固体食物,都可能增加过敏风险,对预防食物过敏没有益处。

喂低过敏配方奶粉能预防食物过敏吗?

目前没有证据表明水解蛋白配方奶(包括适度水解奶和深度水解奶)可以预防婴儿食物过敏。

益生菌、益生元、共生元能预防食物过敏吗?

没有证据支持母亲在妊娠期、哺乳期,或婴儿、儿童自身使用益生菌、益生元、共生元可以预防食物过敏。

补充维生素D能预防食物过敏吗?

维生素D水平与儿童食物过敏无直接相关性,因此,补充维生素D不能预防食物过敏。

食物过敏原特异性免疫治疗能促进食物耐受吗?

食物过敏原特异性免疫治疗可以增加患儿对食物的耐受量,预防过敏症状,降低潜在的危及生命的严重过敏反应的风险。但该方法不应作为常规治疗方法。

125. 过敏体质会遗传吗？

Q

"我小时候就爱出皮疹，身上总是痒，我家宝宝会跟我一样吗？"

"我吃海鲜过敏，我儿子也会过敏吗？"

"宝宝的爸爸有支气管哮喘和变应性鼻炎，宝宝会不会随他爸爸呀？"

"我一到春天外面开花时，就不停地打喷嚏，鼻子痒，鼻塞得厉害，睡不好觉，导致我害怕春天，不敢外出，孩子会不会随我呀？"

总的来说，家长们都很关心过敏体质会不会遗传。实际上，过敏体质确实可能遗传。有过敏家族史的宝宝家长要特别留意宝宝的过敏表现。

过敏的表现有哪些？

过敏的表现包括但不限于过敏性皮炎（长期患者可能发展为特应性皮炎）、食物过敏、变应性鼻炎、过敏性结膜炎、支气管哮喘。

过敏表现的阶段性变化

有过敏体质的人在不同年龄阶段可能会出现不同的过敏表现，这种现象被称为"过敏里程碑"。

家族过敏史的影响

不仅父母的过敏表现会增加宝宝发生过敏症状的机会，祖父母、外祖父母、兄弟姐妹的过敏史也会增加宝宝过敏的风险。

宝宝一定会出现过敏症状吗？

即使宝宝有过敏家族史，也不一定会出现过敏症状，或者出现与家族成员相同的症状。但过敏风险确实高于没有过敏家族史的宝宝。

如何识别宝宝是否过敏？

■ 婴儿期出现皮肤干燥、瘙痒、红斑、水疱等。

■ 喝牛奶时出现哭闹（可能为肠绞痛）、反复经口反流、呕吐、腹胀、便秘或腹泻、大便中带黏液或血丝。

■ 进食某些食物后口周发红、瘙痒、舌头或口腔不适、口唇肿胀。

■ 接触某些食物或药物、接种疫苗后快速出现皮疹、腹痛、呕吐、突然咳嗽、嗓子发痒、声音嘶哑、喘息，甚至呼吸困难、面色苍白、血压下降、神志不清。

■ 接触冷空气、特殊气味、花粉、树毛、粉尘等时，突然出现不停打喷嚏、流清鼻涕，鼻子发痒，甚至剧烈咳嗽或喘息、喉中听到咝咝声，大一些的孩子可能会自诉胸闷、憋气。

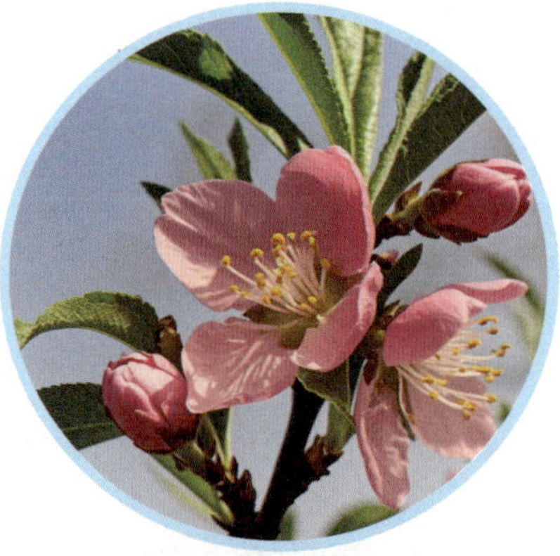

■ 出现不明原因的结膜发红发痒、想揉眼睛。

■ 接触宠物（如猫、狗）时出现打喷嚏、流眼泪、胸闷、咳嗽、喘息。

■ 拒食或厌食某些食物。

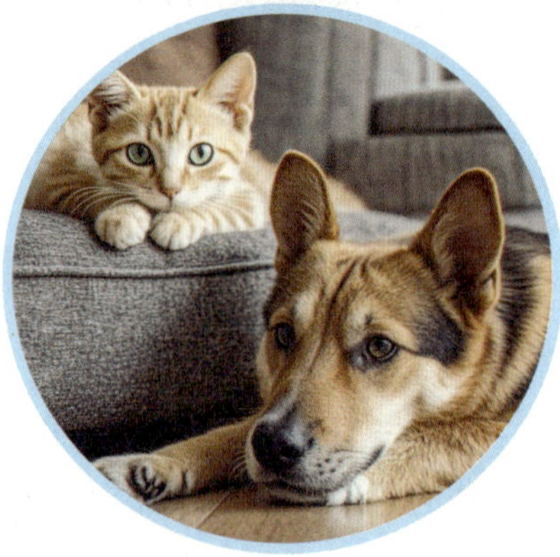

■ 隐匿的过敏反应：一些过敏反应可能比较隐匿，不易被发现。家长可以细心记录宝宝的饮食日记、接触物品引发不适的日记，反复进行对比。如果宝宝的异常反应与接触的食物、环境、物品有明确的关联，并且一接触就出现相似的不适反应，也可能是过敏了。

■ 喂养困难和体重增长缓慢：喂养困难、体重增长缓慢，甚至面色苍白、贫血，也可能是过敏的迹象。

过敏原检测的局限性

过敏原检测和嗜酸性粒细胞数目检测可以帮助诊断过敏，但它们并不能确诊所有类型的过敏。过敏原成千上万，检测项目通常只涵盖常见的过敏原。此外，对于非IgE介导的过敏反应，过敏原检测可能无法发现问题，嗜酸性粒细胞数目也可能不升高。

126. 牛奶蛋白过敏和蛋白过敏是一回事吗？

Q

"宝宝对牛奶过敏，换成喝羊奶或骆驼奶可以吗？换成豆奶粉行不行？"

"宝宝一吃牛肉泥就过敏，以后还能吃牛肉吗？"

"虾、蟹含蛋白质高，打算给孩子多吃一点儿，为啥一吃就出皮疹呢？"

"鸡蛋有营养、好消化，如果宝宝对鸡蛋过敏，就不能吃鸡蛋了吗？"

牛奶蛋白过敏的宝宝对其他相似的蛋白质同样存在过敏风险。

牛奶蛋白过敏如果不早期干预，可能会增加对多种食物的过敏风险。宝宝即使没有过敏症状，过敏状态可能仍然存在，接触过敏原可能会迅速引起过敏反应。尤其是非IgE介导的迟发型食物过敏反应，消退更慢，因此，必须严格回避过敏原至少6个月。

羊奶、骆驼奶和豆奶粉的适用性

羊奶中蛋白质与牛奶中蛋白质的相似度高达92%，因此，大多数对牛奶蛋白过敏的小儿也容易对羊奶过敏，即存在交叉过敏。骆驼奶与牛奶也存在交叉过敏，因此，不建议更换。30%~50%的牛奶蛋白过敏小儿对大豆配方奶粉也可能过敏，因此，不建议6个月以下的婴儿食用大豆配方奶粉。母乳蛋白质与婴儿为同种蛋白质，对婴儿免疫系统无刺激，还能适当刺激婴儿的免疫系统，促进免疫发育和免疫耐受。因此，鼓励纯母乳喂养至婴儿满6个月。

导致食物过敏的原因

食物过敏原，确切地说是“食物蛋白组分”，是指食物中能够引起人体免疫系统异常反应的成分。

不同类型的食物过敏反应及其相关过敏食物

IgE介导的食物过敏反应可见于任何食物，婴儿期最常见的致敏食物为牛奶、鸡蛋。其他可能包括哺乳动物肉类（如牛羊肉、猪肉、鹿肉等）、小麦、贝类、坚果、生水果、香料等。

非IgE介导的食物过敏反应可能涉及牛奶、大豆、鸡蛋、大米、小麦、燕麦、禽类、海鲜、鱼类等。

常见过敏的食物蛋白

90%的食物蛋白过敏与牛奶、蛋类、甲壳类、贝类、坚果类、小麦、大豆有关。

食物过敏的耐受性

目前指南建议，IgE介导的牛奶、鸡蛋、大豆、小麦等过敏可能随年龄增长出现一定程度的耐受（可以尝试吃），甚至完全耐受（可以放心吃）。坚果类过敏往往持续到成人。非IgE介导的食物过敏更容易出现早期耐受。

第5章

如何给宝宝添加辅食

- 奶量
- 食材
- 工具
- 制作
- 调味

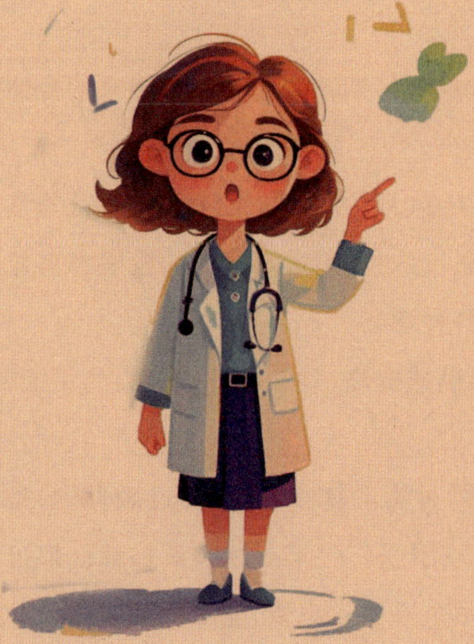

127.为什么要给宝宝添加辅食?

Q

"我们宝宝是纯母乳喂养,现在7个月了,长得又白又胖,还必须加辅食吗?"

"我奶水特别充足,奶水看上去也挺稠的,这么有营养还用加辅食吗?"

"我们孩子一吃胡萝卜泥就吐,是不是以后就不能吃了?"

"我们孩子就爱喝米粥,一次能喝一小碗,是不是营养就够了,不用加其他的辅食了?"

WHO将辅食定义为补充母乳喂养以外的任何饮料或食物。理想辅食应富含能量、蛋白质及微量营养素(如铁、锌、钙、维生素A、维生素C、叶酸等),不辣、不咸,婴幼儿喜欢吃,并且容易进食。

为什么要添加辅食?

7~24月龄是生命最初1000天的重要窗口期,早期营养对于宝宝将来的身体健康影响显著。

母乳仍是重要的营养来源,但不能满足7~24月龄的宝宝对于能量和营养素的需求。在此阶段,宝宝的消化系统、免疫系统、感知觉和认知行为的发展都需要通过接触、感受、尝试来体验各种食物,并耐受各种食物。

在7~24月龄,宝宝的神经认知行为能力迅速提高,是学习进食能力的关键期,从被动接受喂养逐步过渡到主动进食。

研究表明,在宝宝出生后6个月引入不同种类的辅食(包括易过敏食物)是最好的时机,因为辅食添加可诱导人体口服免疫耐受。过早或过晚添加辅食都可能增加食物过敏的风险。也有研究表明,在4~6个月引入鸡蛋,能降低鸡蛋过敏的风险。出生第一年引入的食物种类越多,越能降低食物过敏的风险。

此外，添加辅食不是中断母乳喂养，而是在继续母乳喂养的基础上添加辅食。

辅食包括哪些种类？

■ 富含铁的食物：婴儿米粉、牛肉、猪肉、猪肝、蛋黄、鱼肉、菠菜。

■ 提供碳水化合物的食物：谷物和根茎类。

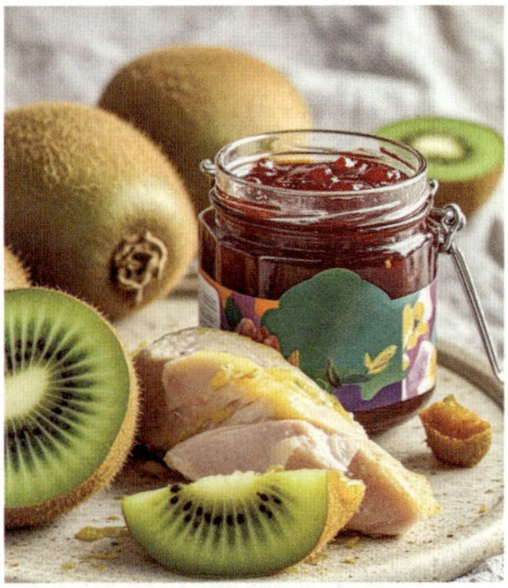

■ 动物性食物：肉、鱼、蛋等。

■ 奶制品：牛奶、酸奶、奶酪。

■ 豆类：豌豆、大豆、蚕豆。

■ 橙色水果和蔬菜，以及深绿色蔬菜。

■ 油脂类：提供能量、必需脂肪酸、维生素A等脂溶性维生素。

如何添加辅食？

母乳喂养的宝宝，前6个月要求纯母乳喂养，从宝宝满6个月开始添加辅食，从富含铁的泥糊状食物开始。要从少到多，从细到粗，从稀到稠。每次只添加1种食物，然后观察3~7天，若没有过敏现象，就可以再继续添加下一种。家长应该做好饮食日记，强调回应式喂养，并需要定期测量宝宝的体重和身长。

128. 什么时间添加辅食最合适？

Q

“医生，我在什么时候开始给宝宝添加辅食最好呢？”

“医生，我的宝宝一直吃母乳，奶水十分充足，可以晚一点儿再加辅食吗？”

“给宝宝添加辅食是不是越早越好？”

为宝宝添加辅食是一个重要的发展阶段，它不仅是宝宝从液体食物向固体食物过渡的过程，也是丰富宝宝食物种类和培养良好饮食习惯的重要时期。以下是关于辅食添加的一些建议。

辅食的添加时间

目前国际上推荐的添加辅食的时间是满6个月，虽然不同的指南推荐略有不同，但均不建议早于4个月或晚于8个月。选择在这个月龄范围添加辅食的原因是，此时宝宝的吃奶间隔逐渐增加，可以在不减少母乳喂养量的情况下，开始逐渐添加辅食。在这个阶段，宝宝可能会出现流口水、喜欢把东西放到嘴里尝试等现象，这表明宝宝的唾液分泌增多，吞咽能力增强，消化系统逐渐成熟，为添加辅食做好了准备。此外，大多数宝宝在这个阶段会出现生理性贫血，适时添加辅食可以有效缓解这一情况。

为何选择6个月添加辅食?

婴儿满6月龄时，胃肠道等消化器官已发育相对完善，可以消化母乳以外的多样化食物。同时，婴儿的口腔运动功能、味觉、嗅觉、触觉等感知觉，以及心理、认知和行为能力也已准备好接受新的食物。此时开始添加辅食，不仅能满足婴儿的营养需求，也能满足其心理需求，并促进其感知觉、心理及认知和行为能力的发展。

辅食添加的益处

满6个月是婴儿开始适应不同食物、不同食物结构和喂养方法的最佳时间。婴儿的消化器官发育、感知觉及认知行为能力的发展，也需要其有机会通过接触、感受和尝试，逐步体验和适应多样化的食物，从被动接受喂养转变到自主进食。

过早添加辅食的风险

- 过早添加辅食，可能会因为宝宝的吞咽能力不够协调而发生误吸。
- 在出生后的头几个月里，宝宝的消化系统还不能处理奶液以外的食物。

■ 胰淀粉酶(负责消化淀粉类食物)在6个月内不够充足,过早添加辅食可能导致消化不良,因为消化道功能不完善可能导致腹泻、营养不良。

■ 过早添加辅食还可能与肥胖有关。此时宝宝的神经运动发育还不够完善,可能会导致辅食添加困难,导致宝宝厌恶辅食。

■ 过早添加辅食也是母乳喂养提前终止的一个重要原因。

■ 新生儿有一种先天性的非条件反射——推舌反射(也称为挺舌反射或推舌反应),即舌头会将进入口中的固体食物(或勺子)推出,以防止外来异物进入喉部导致窒息,这个反射一般会在出生后6个月左右消失。

■ 同时,6个月时,大多数宝宝可以独立坐着,宝宝能在吞咽食物前更好地进行口腔运动。

过晚添加辅食的风险

■ 过晚添加辅食可能会引起能量摄入不足,导致生长迟缓。

■ 4~6个月大的宝宝进入生理性贫血期,对铁的需求增加。如果未能及时添加辅食,可能会导致贫血加重或持续,影响宝宝的食欲和生长发育。

■ 如果错过了对辅食感兴趣的时期,宝宝对辅食的接受过程可能会变得更加困难。

■ 口腔运动得不到及时的训练,宝宝以后可能会不愿意吃固体食物。

129. 宝宝的哪些现象告诉我们可以加辅食了?

宝宝的发育情况因人而异,但通常在6个月大时,大多数宝宝都已准备好开始尝试辅食。以下是一些信号,表明宝宝可能已经准备好接受辅食了.

体重达标

宝宝的体重是出生时的两倍,并且不低于6.5kg,表明宝宝的营养需求可能已经超出了母乳或配方奶所能提供的范围。

对食物感兴趣

宝宝可能会在大人吃饭时表现出兴趣，例如，身体前倾、张嘴，或者盯着食物看。

推舌反射消失

这是一种先天性反射，宝宝会用舌头推出嘴里的固体食物或勺子。这个反射通常在宝宝大约6个月大时消失。

眼手嘴协调能力

宝宝能够看见食物，伸手去抓，并且能够用手握住食物，准确地放入口中。

头部控制良好

宝宝能够稳定地支撑自己的头部。

能够独立坐稳

宝宝可以不依赖支撑独立坐着，并且能够稳定地控制自己的手臂。

在添加辅食之前，确保宝宝已经准备好并能安全地进食是非常重要的。如果宝宝对辅食不感兴趣，或者在尝试喂食时出现推拒或吐出食物的情况，可能意味着他们还没有完全准备好，可以等待一段时间再尝试。同时，继续母乳喂养仍然是宝宝营养和情感需求的重要组成部分。在添加辅食的过程中，观察宝宝的反应和身体信号，以确保他们能够安全、舒适地过渡到进食固体食物。如果有任何疑问或担忧，咨询儿科医生或儿童营养专家是明智的选择。

130. 辅食添加的顺序是什么？

在为宝宝添加辅食时，确实有很多因素需要考虑。以下是一些基于当前营养学建议的指导原则。

高铁食物优先

宝宝的第一批辅食应该是富含铁的食物，因为铁对宝宝的大脑发育至关重要。可以选择铁强化的婴儿米粉、肉泥、豆腐泥、豆泥等。

无特定添加顺序

现代研究表明，辅食添加并不需要遵循特定的顺序。重要的是逐渐引入各种食物，以确保宝宝获得均衡的营养。

避免不必要的延迟

过去建议延迟添加某些容易过敏的食物，如鸡蛋和鱼，但现在的研究表明，及时引入这些食物可能有助于减少过敏风险。

单一成分食物开始

开始时，应选择充分捣碎的单一成分食物，如婴儿米粉、水果泥、蔬菜泥或肉泥。在宝宝适应了多种单一食物后，可以开始尝试混合食物。

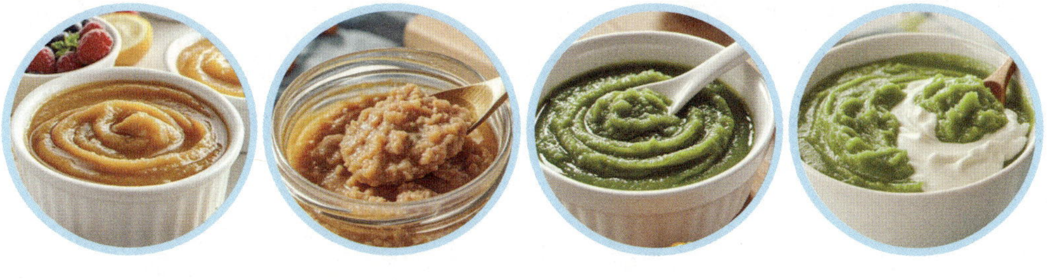

逐渐增加食物的种类和改变食物的质地

随着宝宝的成长，可以逐渐增加食物的种类和改变食物的质地，从细滑的糊状食物逐渐过渡到有颗粒的泥蓉状食物，再到软饭和切碎的肉类和蔬菜。

适应宝宝的咀嚼能力

食物的质地应随着宝宝咀嚼能力的增长而变化。即使宝宝还没有出牙，他们也可以用牙龈磨烂和咀嚼食物。大约在8个月大时，宝宝就可以吃剁碎的、有颗粒的食物了（表5.1）。

表5.1 适合不同年龄段的食物

约6个月	细滑的糊状食物。
7～8个月	稠粥和泥蓉状食物。
9～11个月	有颗粒的泥蓉状食物，如菜肉粥。
1岁～1岁半	软饭、切碎的肉和菜。
1岁半～2岁	略微切碎的家常饭菜。

关注营养均衡

对于1岁以前的宝宝，食物的味道不是最重要的，关键是食物的质地要适合宝宝的发展阶段，并且营养均衡。

总之，每个宝宝的发育速度不同，因此，在添加辅食时，最重要的是观察宝宝的反应和偏好，逐渐尝试喂食不同种类、质地、性状的食物，同时确保食品安全、营养均衡。

131. 宝宝的第一口辅食

为宝宝添加辅食是一个重要的里程碑，第一次尝试应该选择易于消化且富含铁的食物。以下是一些建议，以确保宝宝第一次添加辅食的顺利进行。

选择高铁食物

由于宝宝在4月龄后对铁的需求增加，第一口辅食应该是富含铁的食物，以补充铁储备。铁强化的婴儿米粉是一个很好的选择，因为它通常易于消化，并且铁含量适中。

单一成分的米粉

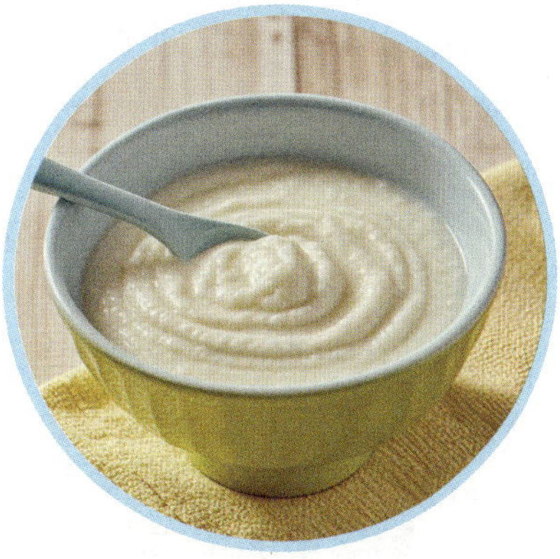

初次添加米粉时，应选择单一成分的米粉，这样如果出现过敏反应，更容易识别过敏原。大米粉通常是一个好的起点，因为它相对较少会引起过敏。

避免自制米粉

自制米粉可能缺乏必要的营养素，如铁、叶酸和B族维生素。市售的婴儿米粉中通常添加了这些营养素，更符合宝宝的需求。

选择无糖米粉

选择不添加糖的米粉，避免给宝宝的食物中添加不必要的糖分。

正确的米粉调配

婴儿米粉可以与母乳、配方奶或水混合。起初应调得稀薄，以便宝宝容易接受。

使用勺子喂养

用勺子喂辅食，而不是奶瓶，这有助于宝宝学习新的进食技能。

选择适当的时机

在宝宝心情好、不太饥饿的时候尝试添加辅食，这样宝宝更有可能愿意尝试新食物。

耐心引导

宝宝可能需要时间来适应母乳或配方奶之外的食物，家长应该有耐心，逐步引导宝宝学习吞咽和接受固体食物。

不要在宝宝非常饥饿时添加辅食

宝宝在非常饥饿时可能只想要喝奶，而不是尝试新的食物。可以先给宝宝喂少量奶，让他们不太饥饿，然后再尝试添加辅食。

观察宝宝的反应

在添加新食物时，要仔细观察宝宝的反应，确保他们没有过敏或不适的迹象。

132. 辅食有哪些？

为宝宝选择合适的辅食非常重要，因为它们是宝宝营养需求的重要补充。辅食主要有五大类：谷薯类，蔬菜、水果类，畜禽、水产及蛋类，奶类、大豆类和坚果类，纯能量食物。各大类食物提供的主要营养素不同，而同一大类下的食物可以提供相似的营养素。每一个种类都是不可或缺的，在每个种类里都应尽可能选择丰富的食材。营养成分对于宝宝而言很重要，特别是宝宝的胃容量还很小，需要的能量和营养素是很高的，尤其对于食量少的宝宝，要尽可能地在小的食量中提供更多的营养，种类丰富、合理搭配是健康饮食最重要的原则。一般来说，营养密度比较高的食物有奶制品、肉类和蔬菜，它们相对来说要比谷物、水果的营养密度高，但也有营养密度较高的水果，如牛油果。

谷薯类

谷类：稻米、小麦、小米、大麦、燕麦、荞麦、玉米、高粱。

杂豆类：绿豆、赤豆、花豆、芸豆、蚕豆。

薯类：马铃薯、红薯、芋头、山药。

谷薯类食物的主要营养素包括碳水化合物、蛋白质、膳食纤维及B族维生素。

蔬菜、水果类

蔬菜

- 叶茎类：油菜、菠菜、芹菜、白菜、荠菜。
- 茄果类：茄子、青椒、西红柿、黄瓜。
- 根菜类：白萝卜、胡萝卜。
- 水生蔬菜：海带、慈姑、菱角、藕、茭白。
- 菌藻类：蘑菇、木耳。
- 鲜豆类：菜豆、扁豆。
- 葱蒜及其他类别：大蒜、洋葱、大葱、韭菜。

水果类

苹果、梨子、香蕉、橙子、橘子、菠萝、西瓜、桃。

这一类食物的主要营养素包括膳食纤维、矿物质、维生素C、β胡萝卜素等。

蔬菜和水果可以选择多种颜色的搭配，蔬菜的分量可以多于水果。水果在变成果汁的过程中会损失掉大量的纤维素，并且果汁口味好，宝宝喝惯了果汁就很容易拒绝白开水。果汁还容易造成儿童肥胖和龋齿，因此，不推荐给宝宝喝果汁和其他甜饮料。

畜禽、水产及蛋类

禽畜类

鸡、鸭、鹅、猪、牛、羊。

水产类

鱼、虾、蟹、贝。

蛋类

鸡蛋、鸭蛋、鹅蛋、鹌鹑蛋。

这一类食物的主要营养素包括蛋白质、脂肪、矿物质、维生素。

奶类、大豆类和坚果类

大豆及豆制品

黄豆、青豆、黑豆、豆腐、豆腐干、豆浆。

坚果类

花生、瓜子、核桃、杏仁、松子、扁桃仁。

奶制品

配方奶、液态牛奶/羊奶、酸奶、奶酪。

这一类食物的主要营养素包括蛋白质、脂肪、矿物质、B族维生素和维生素E。

宝宝1岁前建议母乳或配方奶喂养为主，不建议喂养鲜奶。宝宝1岁后可以开始尝试其他形式的奶制品，如酸奶、奶酪、奶油冻、牛奶谷物早餐、在辅食制作中添加少量的牛奶等。1~2岁的宝宝可以尝试适量饮用鲜牛奶，为避免脂肪摄入不足，建议选择全脂奶，不建议饮用低脂奶和脱脂奶。在给宝宝做辅食的时候，如果需要用到乳制品，同样建议使用全脂奶，而非低脂奶或脱脂奶。另外，为避免误吸，不建议给小于3岁的宝宝吃坚果和植物种子类的小而坚硬的食物。

纯能量食物

油、淀粉、食用糖。此类食物主要提供能量，其中动植物油还可以提供维生素

E和必需的氨基酸。1岁之前不加糖，尽量保持辅食的原味。为了调节口感，让宝宝更加接受辅食，也可以尝试在食物中加入有甜味的水果泥，用食物本身的味道来调味。1岁前宝宝的主食以母乳或配方奶为主，含有足够量的脂肪，因此，1岁以内的宝宝辅食不需要额外添加油脂。但是为了追求辅食的口感，也可以少量添加食用油。

在添加辅食时，应注意以下几点。

■ 初次添加辅食时，应选择单一成分的食物，以便于观察宝宝是否对某些食物过敏。

■ 逐渐增加食物的种类，选择不同的性状和质地，以锻炼宝宝的消化能力和进食技能。

■ 避免给宝宝喝果汁和其他甜饮料，以免造成肥胖和龋齿。

■ 在制作辅食时，尽量使用全脂奶制品，以确保宝宝获得足够的能量和营养。

133. 如何判断何时添加新辅食品种?

为宝宝添加新的辅食品种时，确实需要谨慎并遵循一定的步骤，以确保宝宝能够安全地接受新食物。

理论上，宝宝从第6个月起，几乎所有健康的成人食物都可以尝试，但由于宝宝的消化系统和免疫系统的发育还处于逐步完善的过程中，任何食物都可能造成消化不良和过敏，所以在添加辅食时，每次只能给宝宝添加1种新的食物，并且至少在宝宝完全适应这种食物2～3天后再开始引入另一种新的食物。建议在上午或中午添加辅食，这样便于在白天观察宝宝的情况，注意宝宝有没有呕吐、腹泻、皮疹等，慢慢让宝宝实现食物多样化。尤其是在辅食添加初期，每次添加一种新的食物之后，都需要观察宝宝是否出现食物过敏反应。宝宝食物过敏反应一般有3类：皮肤黏膜症状，如荨麻疹，血管性水肿，口腔、皮肤瘙痒等；消化道症状，如恶心、呕吐、腹泻、腹痛、腹胀、便秘等;呼吸道症状,如流鼻涕、喉头水肿、哮喘等。如果出现上述情况,须停止食用这种新食物,若宝宝没有任何的不适,则可以引入另一种新的食物。

如有异常情况,须和医生讨论,不要私自下定论是“食物过敏”。据统计,大约30%的家长认为宝宝进食某种食品后有不良反应。实际上,有过敏反应的儿童只占3%~10%,余下的20%左右的食物不良反应是食物不耐受。大多数食物过敏都会在进食后2~6小时内出现,严重时甚至会即刻出现(30分钟以内),如口周荨麻疹样红肿。大胆添加,谨慎尝试,由少至多,更不要因为惧怕过敏而不添加辅食,由于第一次吃的量少,往往不会很严重。但如果有严重的家族过敏史,则需要更小心一些,首次添加可以是极少量,如黄豆大小的量,如果宝宝出现严重的过敏反应,需要及时就医。

家长应尽可能少地限制食物的种类,给宝宝吃的食物种类越丰富,宝宝的肠道菌群就会越成熟,宝宝1岁后食物过敏的概率可能因此而降低。有研究表明,食物可能会影响肠道菌群,并且间接影响免疫力。食用种类多样的辅食,宝宝过敏的风险反而更小。因此,满6个月后开始添加辅食时,可以正常添加各种潜在的高致敏食物,包括鸡蛋、乳制品、小麦、海鲜、鱼、大豆等。

134. 辅食的量应如何掌控?

有时候,会有家长来门诊咨询:宝宝需要加辅食了,每天应该加多少呢?要回答这个问题,我们首先需要了解宝宝每天大致需要多少食物。

为宝宝添加辅食时,需要根据宝宝的年龄和营养需求来确定每天的摄入量。以下是一些基于宝宝年龄段的辅食添加建议。

表5.2 基于宝宝年龄段的辅食添加建议

7~12月龄	谷物类:每天20~75g。 肉禽鱼:每天25~75g。 蛋类:每天15~50g(至少1个鸡蛋黄)。 奶量:继续母乳喂养,逐步过渡到以谷类作为主食,母乳量为每天500~700mL。 油脂摄入:1岁以内的辅食不需要额外加盐,但可以适量添加油脂(每天5~10g),以提供热量和促进脂溶性维生素的吸收。亚麻籽油和核桃油是不错的选择。 水果和蔬菜:适量添加,不刻意要求分量,主要以尝试和适应为主。 水分摄入:由于母乳和配方奶中都含有水分,一般情况下不需要额外加水。如果需要添加,每天不超过240mL。 ·7~9月龄 逐渐达到每天1个蛋黄和(或)鸡蛋。 肉类、禽类、鱼类每天50g。 适量添加强化铁米粉、厚粥、烂面等谷物。 尝试各种蔬菜和水果。 ·10~12月龄 每天1个鸡蛋。 肉类、禽类、鱼类每天50g。 适量添加强化铁米粉、厚粥、软饭、馒头等谷物。 继续尝试各种蔬菜和水果。
13~24月龄	每天1个鸡蛋。 肉类、禽类、鱼类每天50~75g。 谷物类(如强化铁米粉、面条、软饭、馒头等)每天50~100g。 继续尝试各种蔬菜和水果,可以尝试让宝宝啃咬水果片和煮熟的大块蔬菜。

确实,宝宝的饮食应该基于他们自身的需求和信号,而不是仅仅依赖于推荐量。以下是一些关于宝宝喂养的建议。

■ 顺应喂养:宝宝虽然还不会说话,但会用自己的面部表情、神态、身体姿势来传递他们的进食意愿。应仔细观察宝宝的面部表情、身体语言和行为,这些都是他们表达饥饿或饱足的方式。要让宝宝自己决定吃多少,不要强迫宝宝吃得更多。

■ 避免强迫进食:如果宝宝显示出不想吃的迹象,如转头、闭嘴或推开食物,应该停止喂食,不要给宝宝压力。

■ 理解进食差异：宝宝的食量可能会有波动，有时吃得多，有时吃得少，这是正常的。不要期望宝宝每次都吃完所有食物。

■ 不要比较：每个宝宝都是独特的，他们的生长发育和食量可能会有所不同。不要将自己的宝宝与其他宝宝做比较。

■ 生长曲线：关注宝宝的生长曲线，这是判断他们是否得到足够营养的最佳指标。

■ 识别饥饿和饱足的信号：学会识别宝宝饥饿和饱足的信号，并及时响应。如果宝宝对食物感兴趣，可能没看到食物，看到碗、勺子就很兴奋，会把头凑过来，把身体靠近，甚至饿得直哭，这些现象说明宝宝饿了；如果宝宝吃饱了，进食会越来越慢，吃食物不专心，有时会把食物吐出来，闭上嘴巴，躲开勺子，甚至拱起背来。

■ 平衡膳食：提供多样化、美味和健康的食物，而不是过分关注每次吃的量。

■ 营造良好的用餐氛围：创造一个轻松、愉快、充满信任和尊重的用餐环境，这有助于宝宝更愿意尝试和享受食物。

■ 尊重宝宝：即使宝宝没有达到推荐量，也要尊重他们的选择，因为强迫进食可能会导致不良的饮食习惯和情绪。

记住，喂养不仅仅是营养的摄入，也是建立亲子关系和培养宝宝健康饮食习惯的过程。

135. 喂养辅食，奶量如何调整？

宝宝添加辅食是一个逐步过渡的过程，不会立即影响奶量，但随着宝宝对固体食物的适应和需求量增加，奶量会相应减少。以下是一些关于如何平衡辅食和奶量的指导原则。

奶量逐渐减少

宝宝在引入固体食物初期，母乳或配方奶仍然是宝宝主要的营养来源，随着宝宝咀嚼能力成熟，进食固体食物的分量逐渐增加，奶量便会逐渐减少，到宝宝1岁时，多样化及均衡的固体食物已经能够代替奶成为主食。需要注意的是，奶量的减少是一个循序渐进的过程，并不是突然减少的，在过渡阶段需要给宝宝提供丰富的辅食。

辅食和奶的结合

添加辅食的时候，不需要刻意把奶和食物分开，它们都是食物，不存在合在一起无法消化的问题。宝宝一开始都是完全喝奶的，之后才慢慢吃辅食，所以在过渡阶段，可以把奶和辅食混合，根据宝宝的情况，慢慢增加辅食的量，慢慢把奶和辅食分开。

辅食次数

- 6～7个月：辅食1～2次，喂奶5～6次。辅食后继续喂奶直到宝宝吃饱。
- 8～9个月：辅食2～3次，喂奶4～5次。至少有1次辅食可以代替1次奶。
- 10～11个月：辅食3次，喂奶3～4次。至少有2次辅食可以代替2次奶。
- 1～1岁半：宝宝可以开始早晚2次正餐，午餐分为上午和下午2次半餐，喂奶2～3次。
- 1岁半～3岁：宝宝可以吃3顿正餐，加上2～3次加餐，加餐可以包括奶或其他健康小吃。

奶量保证

6～12个月的宝宝每天至少需要500～600mL的奶量，但具体的量要根据宝宝的个体差异来调整。

生长发育评估

定期进行儿童保健评估，通过体重、身长生长曲线和发育里程碑来确保宝宝的营养需求得到满足。

尿量观察

对于母乳喂养的宝宝，可以通过观察尿量来判断奶量是否足够，但随着宝宝饮水量的增加，这种方法可能不再准确。

按需喂养

对于不喜欢喝奶的宝宝，可以固定食物量，而对于不喜欢辅食的宝宝，则需要不断尝试新的食物和口味。

避免强迫

不要强迫宝宝吃得更多，而是要观察他们的饥饿和饱足信号，根据宝宝的需求来调整食物和奶的供应。

每个宝宝都是独特的，他们对食物和奶的偏好可能会有所不同。重要的是要确保宝宝的整体营养需求得到满足，并且使他们的生长发育保持在正常范围内。

辅食添加的原则

每次只添加一种新食物，由少到多、由稀到稠，循序渐进地增加辅食种类。

- 4~6个月大：开始添加泥糊状食物，如鱼泥、肉泥、米糊、菜泥、果泥、蛋黄泥等。

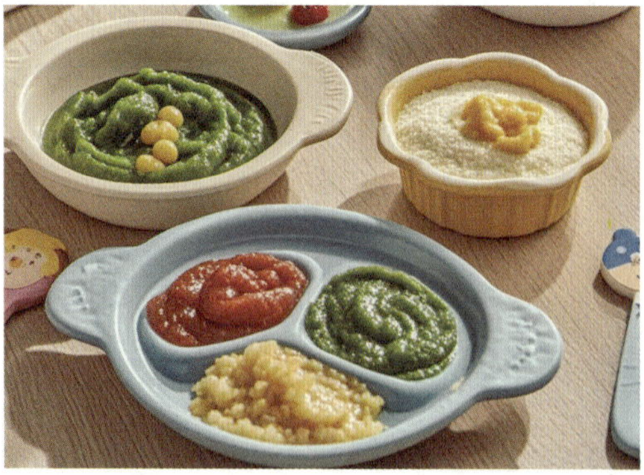

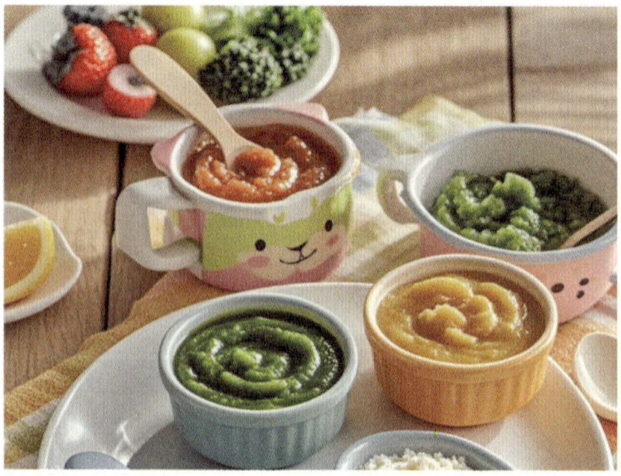

■ 7~9个月大：逐渐过渡到软固体食物，如肉末、全蛋、烂面、碎菜。

■ 10~12个月大：大多数宝宝可以逐渐转为以固体食物为主的膳食。

在添加辅食的过程中，家长应密切观察宝宝的反应，确保宝宝对新食物的接受和消化情况良好。

136. 宝宝总是“嘴漏”，如何喂？

Q

“医生，我的宝宝吃奶的时候，经常会出现一边吃、一边流的情况，这是为什么呢？”

“医生，宝宝为什么吃奶时嘴角总是漏奶呢？”

“宝宝特别想吃奶，但是感觉都吃不到嘴里就漏出来了，怎么办呢？”

“嘴漏”是宝宝在吃奶时常遇到的问题，通常是由于奶水流量过快或喂奶姿势不当造成的。下面我们来了解一下“嘴漏”。

什么是“嘴漏”？

有的宝宝在吃奶时，奶水会从嘴角流出，这种现象俗称“嘴漏”。这可能是因为奶水过多，宝宝吞咽不及，或者是因为喂奶姿势和宝宝衔乳姿势不正确导致的。

如何改善“嘴漏”？

正确的喂奶姿势帮助改善“嘴漏”

■ 摇篮抱法：坐在有扶手的椅子上，保持背部挺直，将宝宝抱在怀里，用前臂和手掌支撑宝宝的背部和头部。喂右侧时用左手托，喂左侧时用右手托。支撑乳房的手呈“U”形，让宝宝的身体贴近母亲的乳房。

■ 交叉摇篮抱法：与摇篮抱法类似，但喂右侧时用右手托，喂左侧时用左手托。

■ 橄榄球抱法：适合剖宫产或乳房较大的母亲。将宝宝抱在身体一侧，胳膊肘弯曲，手掌伸开，托住宝宝的头部，让宝宝面对乳房，后背靠在母亲的前臂上。可以在腿上放个垫子以增加舒适度。

■ 侧卧抱法：母亲侧卧，让宝宝面对乳房，一只手揽着宝宝，另一只手将乳头送到宝宝嘴里。适合早期喂奶和剖宫产的母亲。

正确的衔乳姿势帮助改善“嘴漏”

正确的衔乳姿势对于母乳喂养的成功至关重要，它不仅能确保宝宝有效吸吮，还能减少母亲在喂奶时的不适。以下是如何帮助宝宝正确衔乳的步骤。

■ 确保宝宝含住乳晕：宝宝应该含住尽可能多的乳晕，而不仅仅是乳头。这样可以使得乳头深入宝宝口腔的后端，即软腭和硬腭交接的地方。

■ 利用口腔后端：宝宝的口腔后端较软，空间较大，这有助于宝宝更有效地吸吮，同时减少奶水从嘴角溢出的情况。

■ 避免挤压乳头：正确的衔乳姿势下，宝宝的口腔后端不会挤压到乳头，这个区域被称为“舒适区”。

■ 吮吸时拉扯乳晕：当宝宝吮吸时，主要拉扯的是乳晕区域，这是正常的皮肤，不会因为拉扯而感到疼痛。

■ 保护敏感的乳头：敏感的乳头位于宝宝口腔柔软的后方，不会受到摩擦，因此，母亲不会感到疼痛和不适。

如果宝宝在吃奶时出现“嘴漏”，尤其是在母乳流量很大的情况下，母亲可以用两个手指轻轻夹住乳晕部分，以减缓奶水的流速。

何时需要就医？

如果怀疑宝宝舌系带过短，可能会导致衔乳不正确和“嘴漏”。舌系带过短的宝宝可能无法将舌头完全伸出口外，舌尖可能呈“W”形。遇到这种情况，应及时咨询口腔科医生，以便得到适当的诊断和治疗。

137. 宝宝只能吃泥糊状食物吗？

Q

"医生，宝宝没有长出牙齿，只能吃泥糊状食物吗？"

"医生，宝宝吃太粗的食物会不会影响消化？"

"宝宝快1岁了，怕他消化不良，可以继续喂泥糊状辅食吗？"

为宝宝添加辅食是一个重要的成长阶段，它不仅关乎营养的摄入，还涉及宝宝饮食习惯的形成和多种技能的发展。

宝宝通常满6月龄开始添加泥糊状食物，如铁强化的米糊，各种菜泥、果泥、肉泥等。

7~8个月时，随着宝宝吞咽和消化能力的增强，以及牙齿的逐渐萌出，食物性状应从泥糊状逐渐过渡到细颗粒状。这个过渡应该是渐进的，可以先将一种食材做成细颗粒状，其他食材保持泥糊状，待宝宝适应后再逐步增加细颗粒食材的种类。

8~9个月时，宝宝能够较好地接受细颗粒食物后，可以逐渐引入粗颗粒食物，同样从改变一种食材开始，根据宝宝的接受程度逐步增加。

10个月以后，宝宝可以开始尝试小块状食物，如小饼干、小馒头等，这不仅锻炼咀嚼能力，还能让宝宝自己抓取食物，锻炼手指的精细动作和手眼协调能力。在宝宝自主进食的过程中，家长应保持耐心，适当帮助，但不要过度代劳或强迫。

到1岁时，宝宝基本上能吃小面条、软饭等，食物性状接近成人，但仍需注意少油、少盐，尽量不加糖等过多的调味剂，以免影响宝宝的味觉敏感性。

如果因为担心营养吸收而长时间只给宝宝提供泥糊状食物，可能会影响宝宝吞咽能力的发展，减少手部精细动作的锻炼机会，还可能影响牙齿的萌出和咀嚼能力的加强。

总之，辅食添加是一个逐步过渡的过程，需要根据宝宝的发育情况和接受能力来调整。家长应鼓励宝宝自主探索食物，同时保持饮食的健康和均衡。

138. 宝宝拒绝辅食应该怎么办?

Q

"医生,宝宝7个月了,拒绝辅食怎么办?"

"医生,宝宝不肯吃辅食,宁可饿着也不吃,会不会营养不良?"

"宝宝吃饭不张嘴,吃一口就喷出来,就是不肯吃,该如何是好?"

在为宝宝添加辅食的过程中,家长们可能会遇到一些挑战。宝宝可能对新食物不感兴趣,有的会拒绝,有的会把食物吐出来,还有的一接触辅食就会大哭,但一旦喂奶就会平静下来。这让家长感到困惑:宝宝是不是生病了?辅食添加还能继续吗?长期这样会不会导致营养不足?

实际上,为宝宝添加辅食是一个需要技巧的过程。除了选择适合6个月宝宝的泥糊状食物外,还有一些细节需要注意。

由于宝宝之前只吃液体食物,所以在过渡到糊状食物时,糊状食物不宜过于黏稠。宝宝可能还不习惯吞咽糊状食物,他们的舌头和口腔肌肉的协调性还不够好,可能会用舌头把食物推出来,给人一种不喜欢吃的错觉。这时,家长应该保持耐心,不要急于求成。可以先将糊状食物调得稀一些,然后每天给宝宝少量的稀糊状食物,通常几天后宝宝就能适应。

食物的温度要适宜,口味不宜过重,尽量接近母乳或其他液体食物的味道,这样宝宝更容易接受。

添加辅食的时间也很关键,最好选择在两次喂奶之间,而不是在宝宝非常饿的时候,因为饥饿可能会让宝宝变得焦躁,更容易拒绝辅食。

确保在添加辅食的同时,不减少宝宝之前的母乳或其他液体食物的喂养量。

总的来说,对于刚开始尝试辅食的宝宝,家长需要有足够的耐心和信心。相信宝宝很快就能适应新的喂养方式。即使宝宝一开始辅食吃得少,甚至喂多少、吐多少，也不必过于焦虑。因为我们是在不减少母乳喂养量的基础上添加辅食的，所以短期内辅食摄入量不足，不会影响宝宝生长发育所需的营养。相信通过家长的耐心训练，宝宝们都能顺利度过这个阶段。

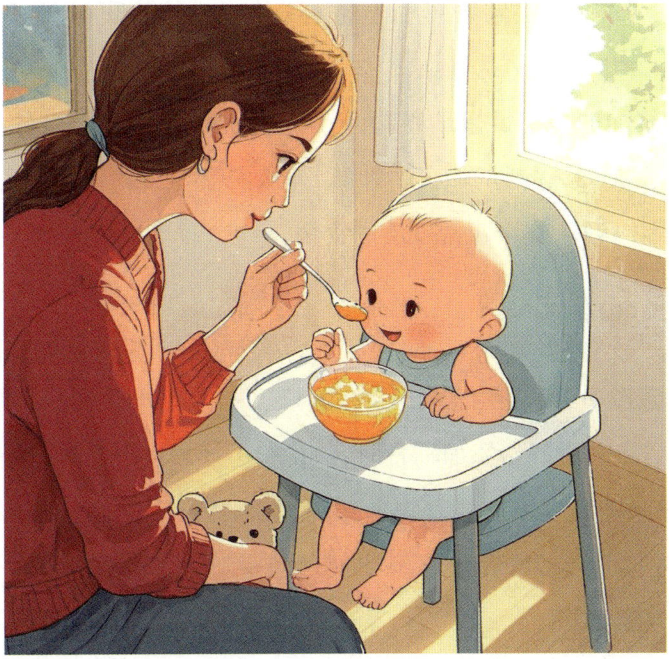

139. 添加辅食后宝宝不爱喝奶了怎么办？

Q

“医生，宝宝每次吃完辅食再喝奶就哭，怎么办？”

“医生，宝宝吃了辅食后，为什么不喜欢喝奶了？”

“宝宝7个月添加了辅食，但是奶喝得越来越少了，会不会营养不够呢？”

宝宝逐渐长大后，家长会开始给他们添加辅食。但有时添加辅食后，宝宝似乎对喝奶失去了兴趣，这可能会让家长感到担忧。不过，家长不必过于担心，通过一些小技巧可以鼓励宝宝继续喝奶。

添加辅食是宝宝成长过程中的一个必经阶段，它标志着宝宝从液体食物向固体食物的过渡，也是逐渐离乳的过程。在这个过程中，有些宝宝可能最初难以接受辅食，而有些宝宝则可能非常喜欢辅食，甚至更偏爱辅食，而减少奶的摄入。

尽管辅食添加的最终目标是离乳，但这应该是一个循序渐进的过程。父母应根据宝宝的消化能力，逐渐增加食物种类，并从泥糊状食物过渡到小颗粒状、大颗粒状、较软的固体食物，直至正常硬度的食物。

不爱喝奶的原因

辅食喂养量过多

宝宝在6个月大刚开始添加辅食时，消化能力还较弱，对辅食的消化吸收能力有限。因此，液体奶仍是其主要食物来源，辅食的量和种类应逐渐增加。如果辅食量过多，宝宝可能不会感到饥饿，导致喝奶量减少。

添加辅食次数过多

开始添加辅食时，应在每天的固定时间少量开始，让宝宝适应流质和泥糊状食物，训练吞咽能力，促进消化功能。如果辅食添加时间不固定，次数过多，也可能导致宝宝感觉不到饥饿，从而导致奶量的减少。

辅食添加时间不当

有些宝宝可能因为初期吞咽不协调或对辅食接受度不高，会选择在两次喂奶之间添加辅食。这可能导致宝宝在下次喂奶时无饥饿感，进而影响喝奶量。

环境因素

随着宝宝月龄的增加，他们的神经系统逐渐发育完善，对周围环境的反应也增多，进食时容易受到环境的影响，导致进食时注意力不集中。

吞咽能力增强

宝宝的吞咽能力增强后，如果奶瓶的奶嘴流量过小，可能会让宝宝感到烦躁，不喜欢奶瓶喂养。

改善建议

以奶为主

宝宝每天的热量摄入应以奶为主，辅食量不宜过多，以免影响喝奶。

控制辅食次数

6~7个月大时，辅食每天1~2次；8~10个月大时，辅食每天2~3次；1岁左右可以每天3次。

合理安排辅食时间

辅食最好在母乳或配方奶之后添加。

营造安静环境

喝奶时环境应保持安静，避免过于吵闹，以免影响宝宝。

选择合适的奶嘴

如果宝宝处于出牙期，应选择软硬适度、大小合适的奶嘴。奶的温度也应适中，过高或过低都可能刺激宝宝的牙龈，使宝宝不愿意喝奶。

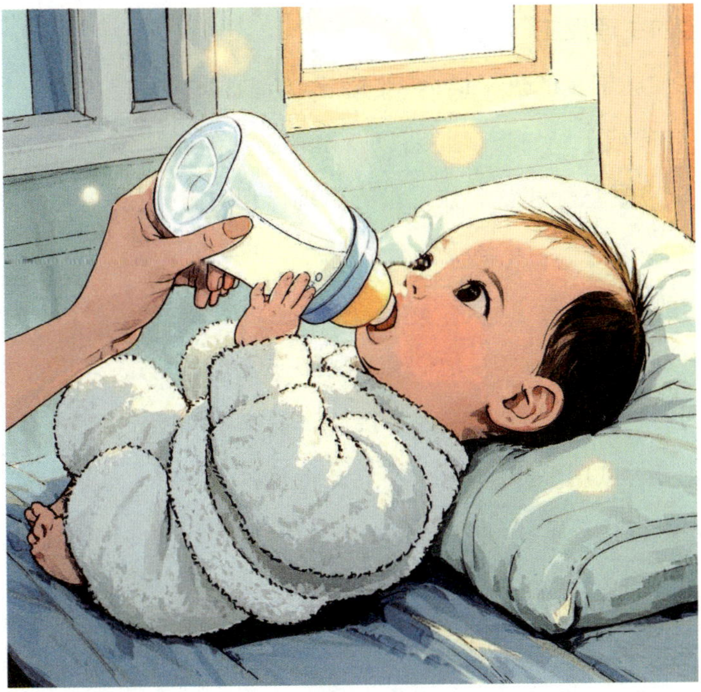

140. 如何判断宝宝接受了新添加的辅食？

Q

“医生，怎么判断宝宝能够接受某种辅食呢？”

“医生，如何知道宝宝喜不喜欢新的辅食呢？”

“宝宝不肯吃新的辅食怎么办？”

在门诊中，经常有家长询问关于给宝宝添加新辅食的问题。

我们了解到，宝宝满6个月是添加辅食的最佳时期，此时引入辅食不仅能提供宝宝生长发育所需的营养，还能让宝宝探索多样化的食物世界，促进味觉发展，激发宝宝各项功能的全面快速成长。那么，我们如何判断宝宝是否接受了新添加的食物呢？宝宝会通过一些细微的信号告诉我们。

如何观察宝宝？

观察宝宝的生理反应

在宝宝添加新辅食的近一周内，要留意宝宝是否有呕吐、腹胀、大便次数增多或减少，大便变稀或干结，排气增多，以及是否出现新的皮疹、湿疹加重、不易安抚的哭闹，甚至咳嗽喘息等症状。如果没有出现异常情况，说明宝宝的身体可能已经接受了新食物。

观察宝宝的行为反应

如果宝宝对新食物感兴趣，他们会主动转向食物，模仿大人咀嚼的样子。当你用勺子喂食时，宝宝会张开嘴，用舌头接住食物并顺利咽下，不会被呛到。6~7个月的宝宝可能会尝试用手抓住食物，并尝试将其放入口中。如果宝宝有上述行为，说明他们心理上也接受了新食物。相反，如果宝宝看到新食物就扭头，用舌头将食物推出口外，那么他们可能还没有接受这种新食物。

养成辅食记录的好习惯

在宝宝刚开始添加辅食时，家长可以养成记录辅食添加情况的好习惯，包括宝宝每天摄入的辅食种类、数量、次数，以及宝宝对辅食的反应、当天的大便情况和是否有异常表现等。这样的记录可以帮助家长判断宝宝对辅食的接受程度。新手父母需要细心观察宝宝的需求，理解宝宝通过动作、表情、声音等发出的各种信号，并与宝宝进行互动和交流，例如，可以表扬宝宝吃得好，或鼓励宝宝下次再尝试，引导宝宝关注进食过程和对食物的感受。

如果宝宝不接受新辅食怎么办?

当宝宝确实还没有接受新添加的食物时，父母不应放弃，更不应强迫喂养。如果宝宝出现明显的呕吐、腹泻、便秘等消化道症状，或出现皮疹，以及口唇、面部或手脚肿胀等过敏症状，应暂停这种食物的摄入，并在必要时及时就医，寻求专业医生的指导和治疗，以避免严重的过敏反应影响宝宝的健康。

141. 如何培养宝宝良好的饮食习惯?

Q

"医生，宝宝不好好吃饭怎么办?"

"医生，宝宝挑食怎么办?"

"小宝宝从多大开始，应该培养好的饮食习惯呢?"

培养宝宝在婴幼儿时期形成良好的饮食习惯，对他们的终身健康有着深远的影响。良好饮食习惯的养成不仅需要宝宝自身的努力，还需要父母和所有家庭成员的共同参与，一起为宝宝营造一个健康的饮食环境。

何时开始培养饮食习惯?

1岁以内是宝宝味觉发育的关键时期。通过接触各种口味的食物,宝宝能够体验到食物的多样和美味,从而培养良好的饮食习惯。

如何选择食物?

在选择食物时,应优先考虑天然食品,避免过多摄入高盐、高糖、高油的食品。长期食用这类食品可能会损害宝宝的味蕾,导致宝宝口味偏重。如果成年后饮食习惯未能及时调整,可能会增加患高血压、糖尿病等慢性疾病的风险。

宝宝的饮食计划

宝宝的饮食应该有计划性,特别是在刚开始添加辅食的阶段。我们应该培养宝宝定时、定量的饮食习惯,摒弃“吃得越多越好”“体重增长越快越好”的错误观念。家庭成员应共同参与,制订适合宝宝的饮食计划,并进行有效沟通,避免随意喂食。

可不可以吃零食

没有零食的童年是不完整的。市场上有各种婴幼儿零食,它们打着营养健康的旗号,让人眼花缭乱。父母应该注意,果干不能替代新鲜水果,奶片不能替代母乳或配方奶,零食也不能替代正餐。应该从小引导宝宝合理选择和食用零食,既不应完全禁止,也不应无限制供应。家长自身也要以身作则,避免在宝宝面前无节制地吃零食或饮用碳酸饮料,这有助于为宝宝树立良好的饮食观念。

吃饭的仪式感

吃饭需要有一定的仪式感,让宝宝全程积极参与。每次用餐前,整理好餐桌,摆放宝宝喜欢的儿童餐具,洗净双手,戴上围兜,然后安静地坐在餐椅上。父母应该鼓励宝宝自己使用餐具吃饭,避免让宝宝边看电视或手机边吃饭,以培养宝宝吃饭时的专注力。宝宝在进食过程中可能会弄脏衣物,家长应避免在餐桌上斥责宝宝，剥夺他们自主就餐的机会。如果宝宝吃得快、吃得干净，应及时给予表扬和鼓励，努力营造一个轻松愉快的用餐氛围。父母还可以在餐桌上向宝宝介绍食物，包括食物的制作方法、来源和相关的小故事，让宝宝了解饮食文化，促进亲子互动，使吃饭变成一件有趣的事情。

142. 如何让宝宝接受种类丰富的食物？

对于大部分宝宝来说，满6个月之后就可以开始添加辅食了，但不能早于4个月，辅食的量和种类对宝宝的生长发育、饮食习惯养成及心理行为发展都至关重要。

为了让宝宝接受各种食物，不仅需要父母的细心、耐心和爱心，还需要一些专业的育儿知识。下面让我们一起来学习一下如何正确添加辅食。

添加辅食的原则

辅食添加应遵循以下原则：从单一到多样、从少量到多量、从细到粗。

各年龄段如何添加辅食

第一阶段(4~6月龄)

这是辅食添加的初期，应选择易于吞咽、易消化且不易引起过敏的食物。首选铁强化的谷物，可以用母乳或水调制成糊状，蔬菜和水果去皮去核后捣成泥。每次只添加1种新辅食，每天1次，观察5~7天，确认宝宝无不适反应后再添加另一种。

第二阶段(7~9月龄)

此时宝宝开始长牙，咀嚼、吞咽和消化能力有所提高。可以在之前的基础上，添加红肉、肝泥、鱼肉、豆类等高蛋白食物，并适当增加食物的粗糙度，每天进食辅食2次。这一阶段的宝宝具备了手眼协调能力，可以抓握食物，如手指面包、蒸熟的谷物棒、蔬菜棒，让宝宝自己拿着吃，可提高自主进食的兴趣。

第三阶段(10~12月龄)

宝宝此时长出更多的乳牙,能接受更粗糙、更多种类的食物。可以添加软饭、常见的蔬菜、水果、豆腐、鸡蛋、禽肉、红肉、鱼肉等多种食物,每天进食辅食2~3次,加餐1次。宝宝可以坐在餐椅上和家人一起进餐,父母应鼓励宝宝使用自己的餐具。

第四阶段(13月龄~2岁)

宝宝乳牙逐渐长全,具备自主进食能力,是培养良好饮食习惯的关键时期。除了之前添加的食物,可以适量尝试鸡蛋饼、蟹、贝类、坚果等易过敏食物,但质地仍需比成人的食物稍软。每天进食3次,增加2次加餐。注意,食用坚果类食物时须加强监护,防止呛咳或误吸。

父母应允许宝宝在准备的食物中选择自己喜欢的,对于不喜欢的食物,应多次鼓励和引导宝宝尝试,避免挑食和营养不均衡。每个宝宝的生长发育和对辅食的接受程度都有个体差异,家长应根据宝宝自身情况,循序渐进、灵活调整,制定适合宝宝的辅食添加计划。

143. 可以用微波炉加热制作辅食吗?

Q

"医生,我可以用微波炉给宝宝加热制作辅食吗?"

"医生,经过微波炉加热的食物会不会残存放射性物质呢?"

"微波炉快速加热后,辅食中的营养素会不会流失呢?"

微波炉作为现代家庭中常见的厨房电器,以其高效性和便利性深受人们的喜爱。然而,在使用微波炉为宝宝制作辅食时,父母们可能会遇到一些疑问。下面,让我们一起来了解微波炉的相关知识。

什么是微波?

微波是电磁辐射的一种,它能够加速食物中水分子的振动,通过分子间的摩擦产生热量,从而实现食物的加热。只要是正规厂家生产、质量合格的微波炉,都不会发生辐射泄漏的问题。微波炉加热时间短,适合加热少量食物,减少浪费,并且省去了清洗过多炊具的麻烦,与传统的明火加热方式相比,节省了人力和物力,更适合工作比较繁忙的双职工家庭为宝宝准备辅食。

微波炉加热食物会不会营养流失?

中国家用电器研究院联合国家级食品专业检测机构曾对使用微波炉和明火加热后的食物进行营养成分比较,包括维生素、脂肪、蛋白质、矿物质等,结果表明,多数食物在微波炉加热后并不会导致上述这些营养成分的损失,与传统加热方法相比更快、更便捷。

哪些食物不能用微波炉加热?

■ 西兰花:西兰花含有丰富的维生素和抗氧化物质,是宝宝辅食的理想选择。但微波炉加热会导致其抗氧化成分减少97%,而燃气灶加热只会导致减少11%。

■ 富含维生素C和B族维生素的蔬菜:微波炉加热时,适量加水可以较好地保留食物中的水溶性维生素,同时要注意避免高温长时间加热。

■ 未熟的肉类和海鲜:由于微波炉加热时间较短,可能无法彻底杀死这些食物中的细菌、病毒或寄生虫,对宝宝的健康可能造成伤害。此外,部分不饱和脂肪酸也可能在微波炉加热过程中受损。

■ 带壳或膜的食物:这类食物包括整颗鸡蛋、鹌鹑蛋等,直接用微波炉加热可能会因内部压力过大而爆裂,甚至发生爆炸。加热前应去掉外壳或在外壳上戳几个洞，以释放蒸汽。

微波炉加热的注意事项

在为宝宝加热或制作辅食前，家长应仔细阅读微波炉的使用说明书，科学合理地选择加热时间和功率，避免加热时间过长或功率过高。如果加热成品辅食，需要确认包装上是否标明可以直接放入微波炉加热。特别提醒宝爸宝妈，微波炉加热食物速度很快，当食物表面还是凉的时，内部温度可能已经很高，要小心烫伤宝宝的舌头和口腔黏膜。

144. 辅食自制好还是买成品好？

Q

"医生，宝宝6个月了，如何给宝宝选择要添加的辅食呢？"

"医生，辅食是买成品好，还是亲手做好呢？"

"市面上的各种辅食产品应该如何选择？"

"辅食买进口的好，还是国产的好呢？"

市场上供应着琳琅满目、令人眼花缭乱的辅食产品，无论是国内还是进口的，大品牌还是小众新兴品牌，广告宣传五花八门，层出不穷。部分成品辅食中含有添加剂，宝宝的辅食只能自制吗？这时，家长可能会感到困惑。下面，我们来做一下比较。

成品辅食

首先，让我们谈一谈让人又爱又恨的成品辅食。在食品科学快速发展的今天，只要是正规生产、合格的婴幼儿辅食产品，在原料处理、生产工艺等方面都有严格的控制，也会对各种营养素的添加进行科学地配比，可以放心地给宝宝食用。更重要的是，商业化的成品辅食可以根据婴儿生长发育的需求添加各种微量元素（如铁、钙、锌等）。例如，宝宝人生中的第一种辅食——强化铁的米粉，可以满足该月龄宝宝对铁的摄入需求，而自制米粉是无法与之媲美的，如果宝宝长期铁元素摄入不足，可能导致贫血。同时，成品辅食通常采用密封罐装或袋装包装，便于保存和携带，为忙碌的双职工家庭提供了便利。此外，成品辅食体积小，便于携带，超市和母婴店都有销售，即使出门旅行，宝宝也能方便地享用辅食。

自制辅食

再来看一看充满爱心的自制辅食。在新鲜度方面，超市里的成品辅食无法与新鲜榨取的果蔬汁或刚出锅的杂粮谷物相比。此外，婴儿辅食成品的价格普遍较高，如果所有辅食都购买成品，对于工薪阶层的父母来说是一个不小的经济负担。

麒麟宝宝课堂

无论选择购买辅食还是自制辅食，麒麟宝宝想提醒宝爸宝妈，宝宝的食物必须满足安全、营养、适龄这3个基本条件。如果选择购买成品辅食，请尽量在大型超市、品牌母婴店或正规电商平台为宝宝挑选大品牌的成品辅食，并确保食品包装上明确标有“婴儿辅助食品”等字样，同时注意商品的保质期，避免大量囤积导致食品过期变质。如果选择亲手为宝宝制作辅食，应注意食品卫生，生熟食分开制作，防止病原污染；在制作过程中应注意少油、少糖，避免过多添加调味剂。

说到这里，宝爸宝妈们是否还有顾虑呢？无论是认真挑选成品辅食还是精心制作自制辅食，只要你有耐心和细心，宝宝一定能够吃得香、长得壮。

145.辅食工具大赏

辅食厨具系列

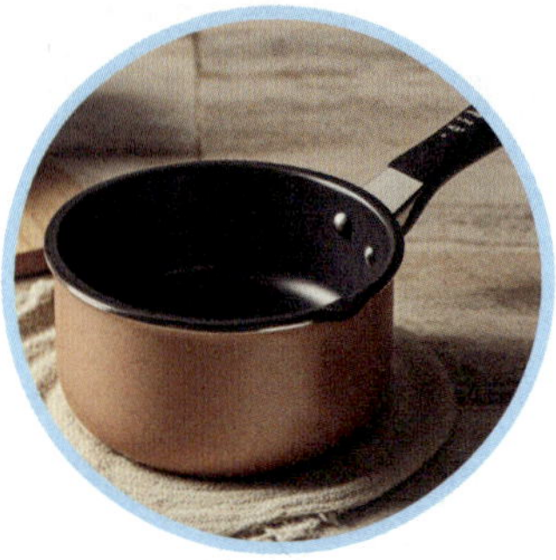

不粘锅

不粘锅方便给宝宝做一人份的饭菜，可以蒸、煮，也可以不放油进行煎、炒加工食物。

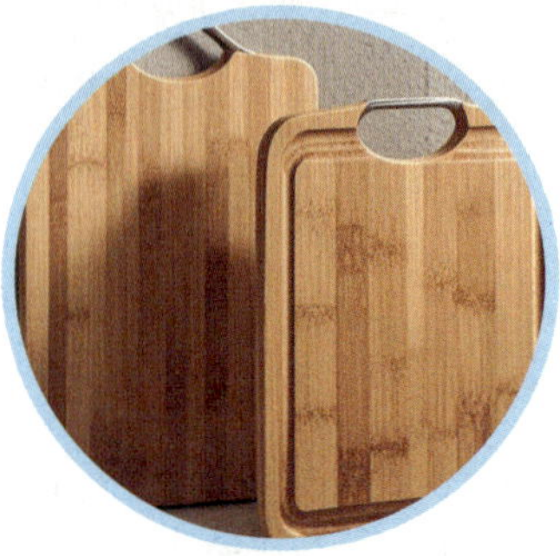

生熟分割砧板

许多中国家庭习惯只用一块砧板，而且将生食、熟食放在同一块砧板上切，并且长年累月不更换，这样非常容易滋生细菌。给宝宝做辅食一定要准备至少两块砧板，确保生食和熟食分开使用。

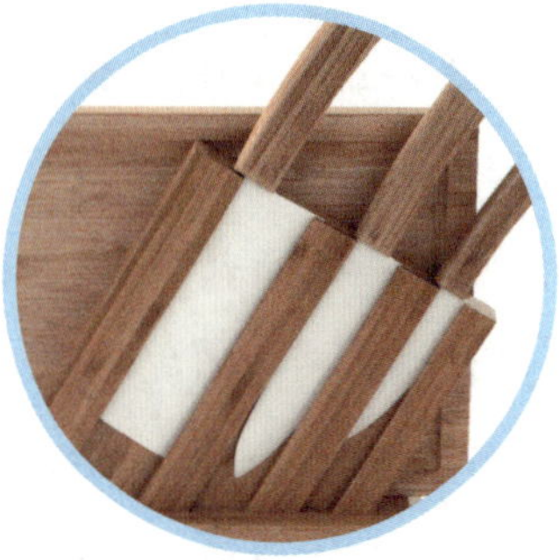

陶瓷刀

陶瓷刀的材质是氧化锆，非常安全，不会像铁器一样生锈，更不会被腐蚀，不用磨刀，持久锋利，可以很快把食物切得细碎；而且非金属的刀处理食材时不会留下金属味。

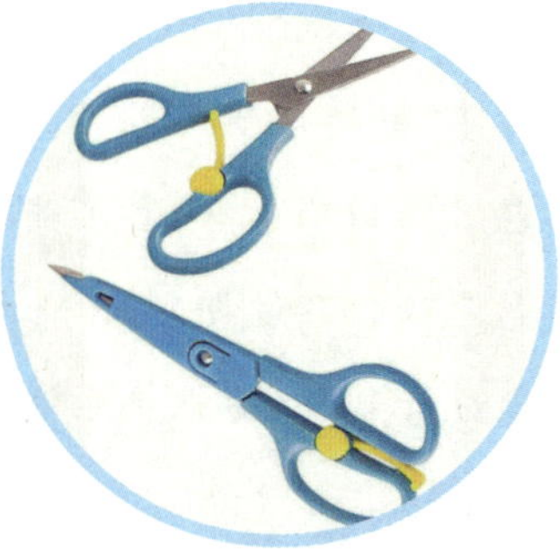

辅食剪

小巧的辅食剪比菜刀操作方便，尤其是外出时，特别适合将蔬菜、肉、鱼、面条等食物剪成小段，方便宝宝咀嚼。

食材辅助工具系列

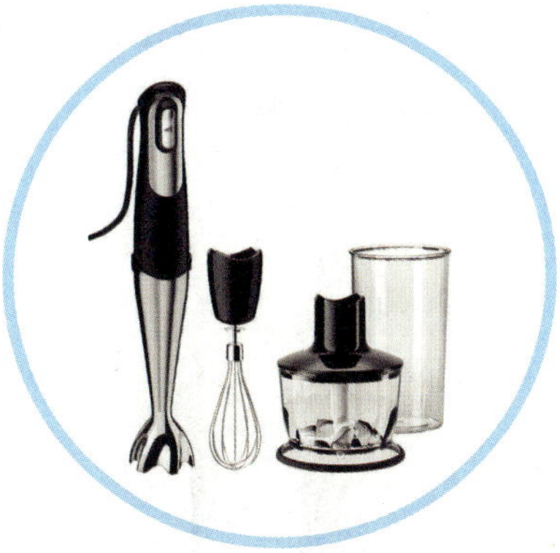

料理棒或料理机

宝宝添加辅食初期，食物需要处理成绵软的泥状，料理棒或料理机能够做到将食物处理得非常细腻。

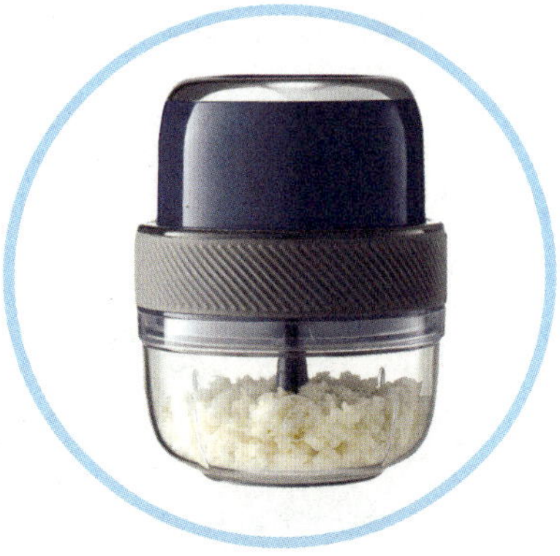

小型辅食机

刚刚添加辅食的阶段，可以用辅食机把食物搅打成泥。

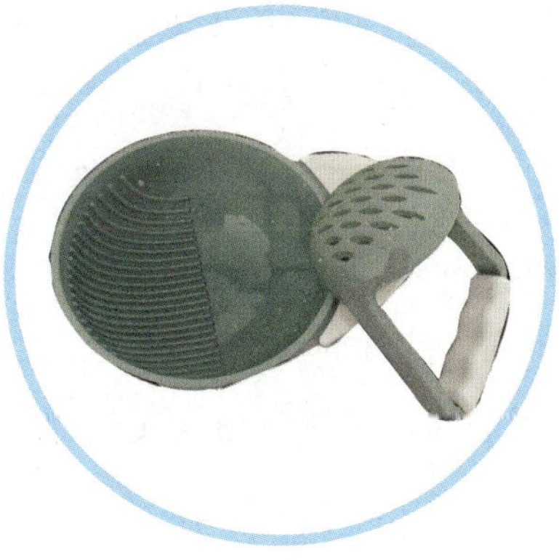

研磨碗

研磨碗需要手动研磨，成品颗粒较粗大，更适合较大月龄的宝宝。优点是方便携带、清洗、储存，可以处理少量的食物，方便现做现吃，宝宝辅食从细腻的泥糊状过渡为颗粒状的时候可以用。

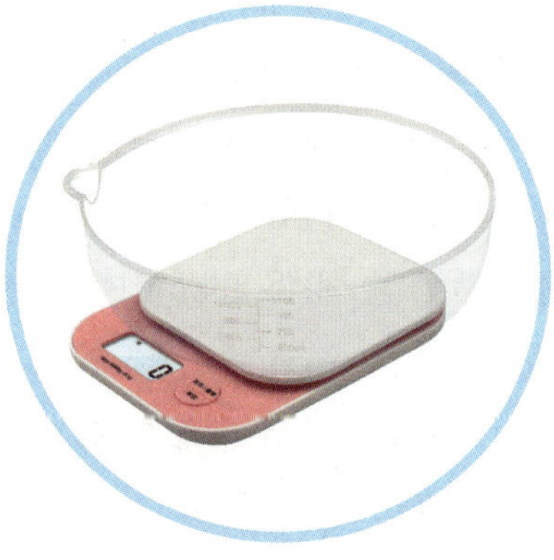

计量器

用来计算所需食物的量，方便后期做蛋糕、面包、饼干等小零食时使用。挑选容器（如小量杯、小碗等）要选易清洗、易消毒、形状简单、颜色较浅、容易发现污垢的。

餐具

为宝宝挑选餐具，既要考虑材质是否安全，又要顾及款式是否易把握，还要看餐具上的卡通造型是否精美可爱，让宝宝“爱屋及乌”地爱上吃饭。

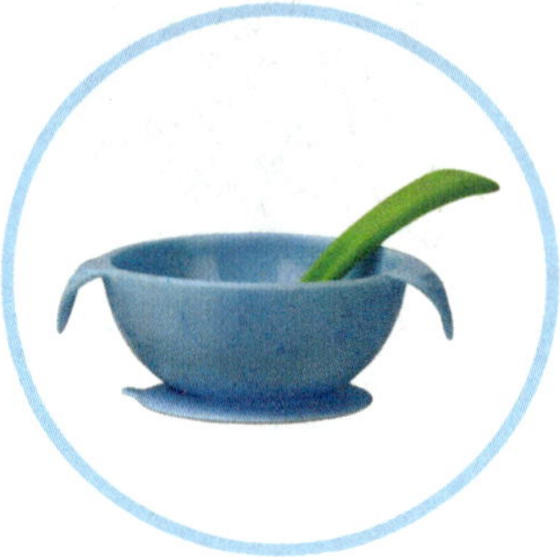

辅食碗

刚开始吃辅食以家长喂为主，等到宝宝开始学吃饭，再根据宝宝的喜好挑选合适的辅食碗。小宝宝可以选择吸盘碗，吸盘的设计可以吸在桌面上，不容易被宝宝打翻。宝宝自主进食阶段可以用硅胶分隔餐盘，分格造型的分隔餐盘，能将食物有序、规整地摆在餐盘中，让人食欲倍增，锻炼自主进食能力，硅胶一体成形的餐盘清洗起来也很方便。

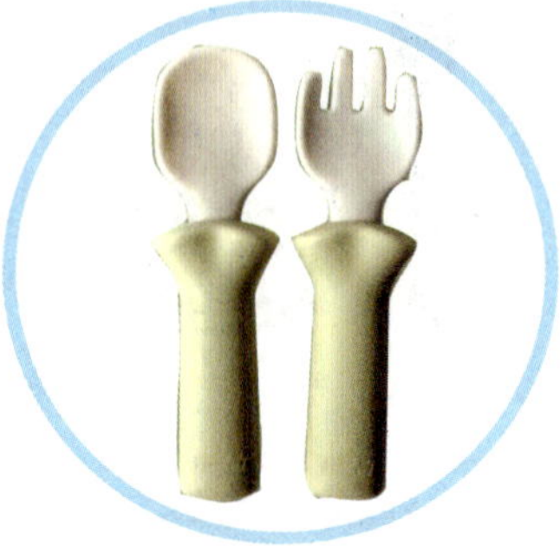

辅食叉勺

初添辅食的宝宝可以用浅口的硅胶软勺。自主进食阶段可以选择造型可爱，能吸引宝宝自己抓握的训练叉勺，叉勺柄部最好有易握设计，方便宝宝使用，另外，要注意选择边缘光滑无尖锐设计的叉勺。在宝宝熟练进食阶段，随着宝宝手部动作越来越灵活，可以开始尝试不锈钢材质的叉勺，要注意叉勺边缘圆滑，不要伤到宝宝，勺柄为硅胶材质，方便宝宝抓握，略有些重量，可以锻炼宝宝的手部力量。

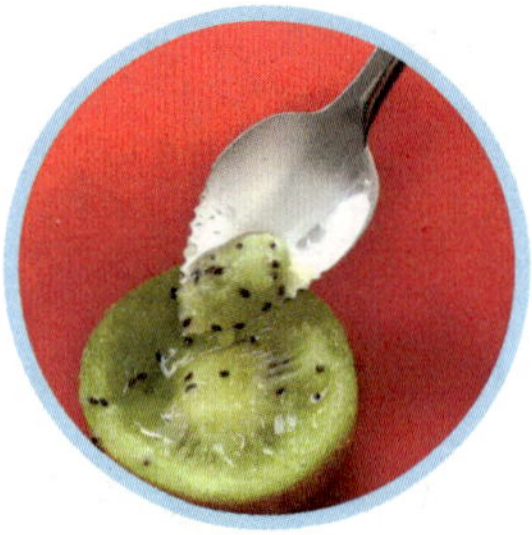

刮泥勺

刮泥勺能够快速将水果泥刮下来，吃多少就刮多少，很方便。

待宝宝熟练用勺叉后可以尝试用训练筷，锻炼宝宝手部的灵活性。宝宝用筷子吃饭，这是一个循序渐进的过程。宝宝学会使用训练筷后，家长记得要及时换成普通筷子，避免宝宝依赖训练筷。

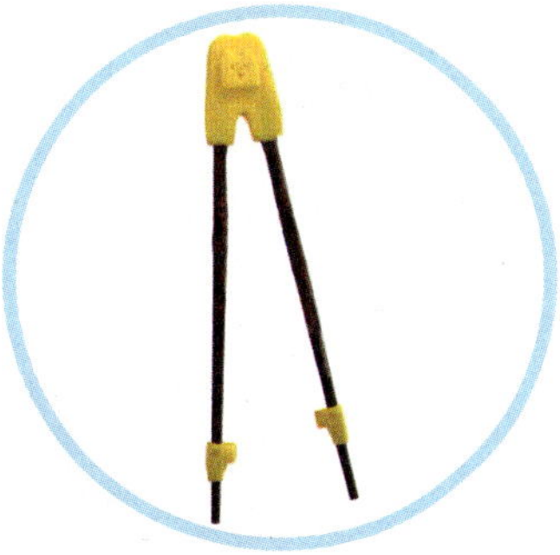

训练筷

辅食收纳/模具系列

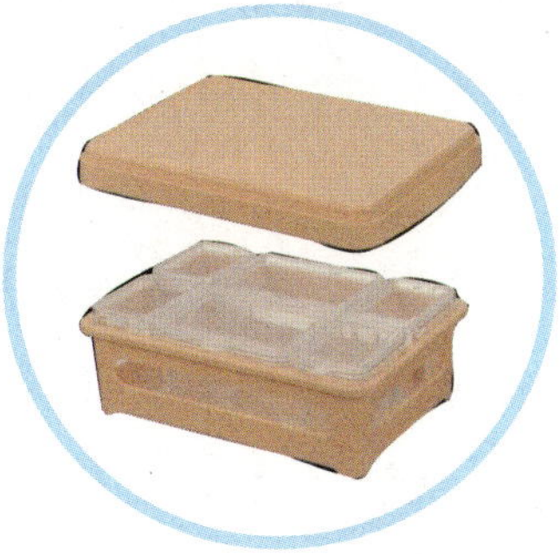

辅食冷冻格

宝宝一餐辅食量比较少，可以考虑一次做2~3天的量，然后放到冰格里冻成一小块一小块的，之后根据宝宝的食量每次解冻一些。

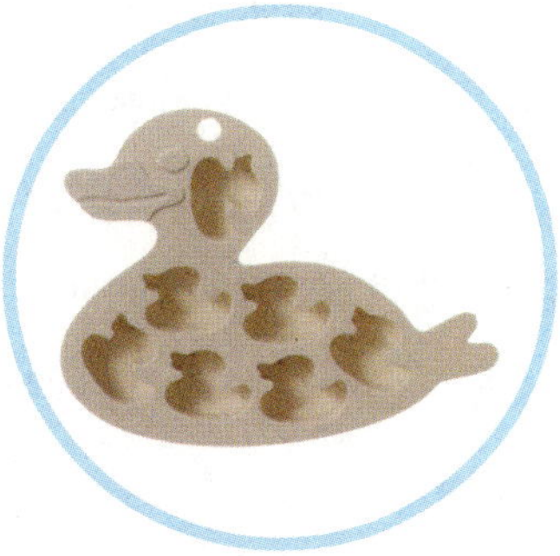

辅食模具

宝宝可以自主进食时，可以用模具做点高颜值的美食，刺激宝宝的吃饭兴趣，还能锻炼精细动作。

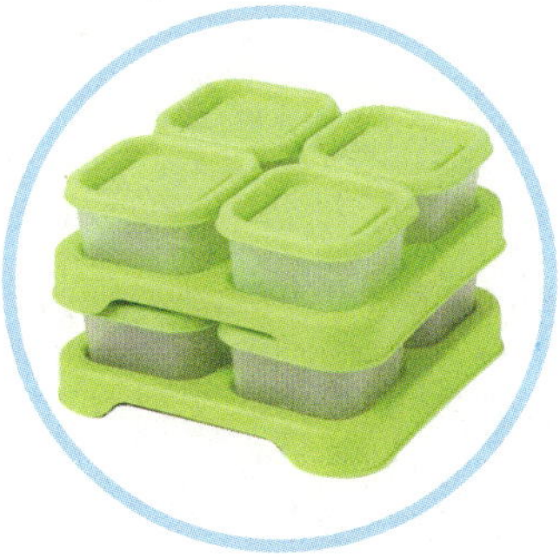

分装盒

宝宝添加辅食初期，一顿吃不了多少，但每顿又需要单独分开做。辅食分装盒特别适合宝宝的各种辅食，密闭性很好，可以微波也可以冷冻，外出的时候分装辅食、水果等也很方便卫生。

进食辅助系列

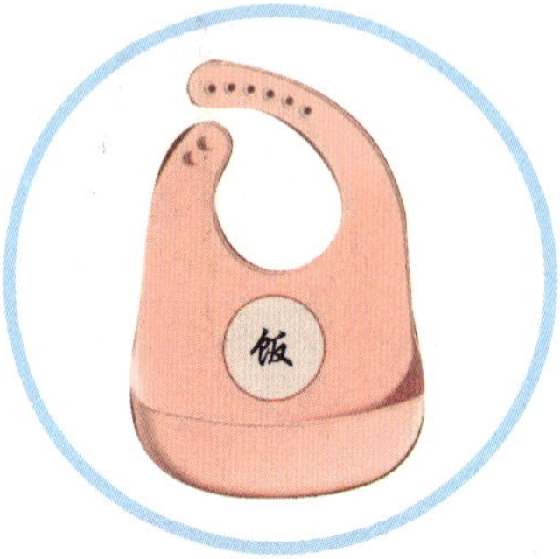

围兜

围兜更适合小月龄的宝宝，刚开始学吃饭时很容易掉落饭菜，这样可以很好地接住，硅胶材质的围兜防水，好清洁，每次用完水洗晾干即可。但缺点是硅胶材质相对会重一点，不方便折叠。聚酯纤维的防水围兜比较轻薄，宝宝戴着舒服，而且可以随便一卷一折，不占地方。

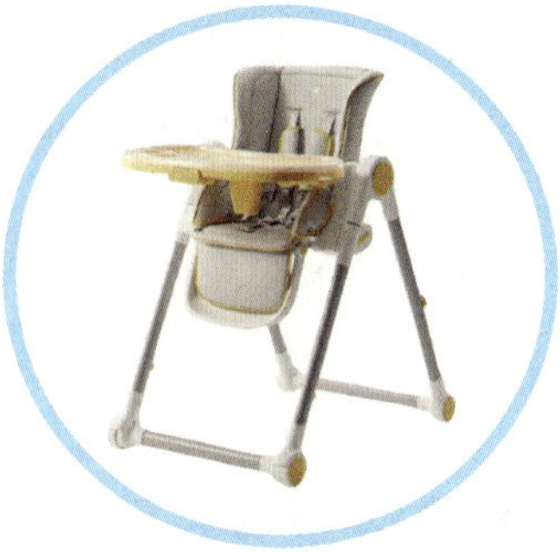

餐椅

准备一个宝宝专用的餐椅，给宝宝养成好习惯，吃饭就在餐椅上，不要随便找个地方坐着、靠着或被大人抱着喂。挑选餐椅时要注意餐椅是否底座宽大、重心稳定、不易倾倒，安全带的扣子是否牢固。

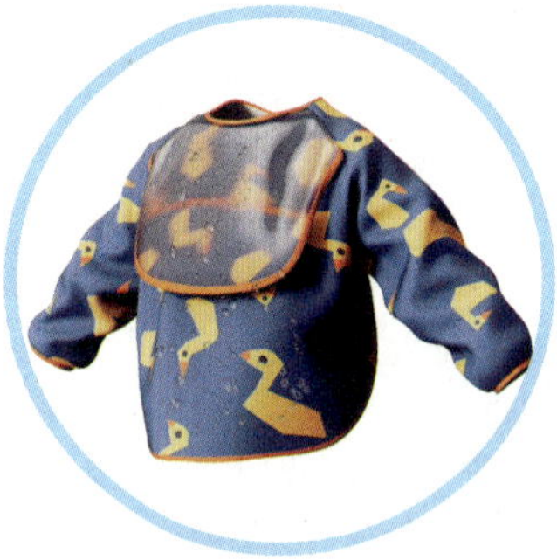

反穿衣（罩衣）

反穿衣的防护范围比围兜更大，如果宝宝吃饭洒落在衣物上的饭菜很多，那么可以试试反穿衣。

146. 早产宝宝在什么时候添加辅食？

营养对于确保婴幼儿的适度生长、预防短期和长期不良后果，以及促进神经系统的发育极为重要。对于早产儿来说，恰当的早期营养管理尤为关键。与足月儿相比，早产儿在儿童时期面临更多风险，如体重偏低、身长不足、胰岛素抵抗、糖耐量异常和高血压等。因此，足月婴儿的辅食添加指南并不适用于早产婴儿。

和足月儿一样，母乳是早产儿最理想的食物，它能帮助早产儿预防感染和坏死性小肠结肠炎、缩短住院时间、降低支气管肺发育不良的风险，并促进神经发育。然而，与足月出生的宝宝相比，早产儿体内的铁元素含量较低，而母乳中的铁含量通常无法满足早产儿生长的需求，因此，需要及时添加辅食。

关于早产儿何时适合添加辅食，目前尚无统一标准，但一般建议早产婴儿应在实际月龄5~8个月时开始添加辅食。为确保早产儿已发育到能够消化固体食物，辅食添加时间不应早于矫正年龄3个月。

在添加辅食前，所有早产宝宝都应该在添加辅食前被评估是否出现了“准备就绪”的信号。当早产宝宝的矫正月龄达到4~6个月，并且已表现出以下大部分信号时，就可以考虑给宝宝添加辅食。

■ 在有支撑的情况下能够坐稳，例如，可以靠在椅子上，无须成人手扶。

■ 能够较为稳定地控制头颈部。

■ 喂食时勺子接近时能张开嘴，不再用舌头推出食物。

■ 吃饱后能够把头转开，表示不再进食。

■ 对成人食物表现出强烈兴趣，如注视成人进食。

■ 具有一定的手眼协调能力，能看见食物，伸手抓取，并能准确地将手指食物放入口中。

矫正月龄是评估早产宝宝生长发育的常用指标。早产儿在2岁至2岁半之前都应使用矫正月龄来评估其生长发育状况。大多数早产宝宝的追赶生长在这个年龄之前完成。从胃肠功能来看，尽管早产宝宝出生时消化能力不成熟，但随着肠内喂养的增加，其胃肠功能通常能在矫正月龄4~6个月前发展成熟，从而有效消化辅食中的营养物质。在肾脏功能方面，早产宝宝在矫正月龄达到2周时，肾脏就能处理辅食带来的额外负荷，这要远远早于辅食添加的时间。

早产婴儿添加辅食时的食物种类、引入顺序及速度，可以参考目前对足月婴儿辅食添加的建议。早产婴儿添加辅食时的食物应包括碳水化合物、蛋白质和植物油（如特级初榨橄榄油），并特别注意微量营养素（如铁和维生素）的摄入。

147. 如何判断添加辅食后生长发育不达标？

Q

"医生，宝宝加了辅食后，怎么判断他的生长发育是不是正常呢？"

"医生，宝宝7个月了，加了辅食，总是感觉他没有吃饱呢？"

"如何判断辅食的营养是否足够呢？"

"为什么宝宝添加辅食以后体重增长变慢了呢？"

"我家的宝宝比邻家同月龄的孩子个子小，是不是喂养有问题呢？"

宝宝在最初开始添加辅食的时候，是在保持原母乳量或配方奶量不变的基础上，逐渐添加的。所以宝宝的食物摄入量是比以前增加的。并且从6个月开始，宝宝的体格发育较6个月前开始减慢，所以单独比较每个月的体重和身长增长应该是比6个月前减慢的。

家长们更不要因为邻家宝宝比自家宝宝个子高、体重大就着急，除了后天因素，每个宝宝的身高、体重还会受父母基因等先天因素影响，并且不是宝宝个子越大越好。宝宝的体格发育需要在一定的正常范围之内才可以。

足月儿、正常出生体重的宝宝的体格发育评估主要通过体重、身长、头围的测定来完成。WHO的儿童生长曲线或者CDC的儿童生长发育曲线均可。

我们可以每2~4周给宝宝测一次体重、身长、头围，把数字记录下来，用这些数字如表格一样绘制出宝宝的生长曲线。如果曲线位于第15~85百分位(P15~P85)，那么宝宝的生长发育就在正常范围之内。

而早产宝宝需要使用早产儿生长曲线进行评估。适于胎龄早产儿达到矫正月龄的第25百分位至第50百分位(P25~P50)、小于胎龄儿>P10应视为追赶生长满意。早产儿追赶生长的最佳时间是生后第一年，尤其是前6个月。

目前手机上就可以找到相关生长曲线的App，家长们使用起来非常方便。通过生长曲线我们可以更好地了解宝宝的生长情况是否正常。

148. 添加辅食后便秘怎么办?

宝宝在添加辅食后出现便秘是常见问题，可能表现为排便困难、大便干硬或呈颗粒状，甚至大便带血，并且可能3~4天才排便一次。面对上述这些情况，家长可能会感到困惑和担忧。以下是宝宝添加辅食后出现便秘的原因及应对方法。

适应期便秘

刚开始添加辅食时，宝宝出现便秘是正常现象，可能是因为胃肠道开始接触新食物，食物残渣增多，尤其是添加谷物后，大便成形、变干。通常，随着胃肠道逐渐适应新食物，便秘情况会自行缓解。此外，有些宝宝在适应过程中可能会出现腹泻。

饮食结构不合理

如果给宝宝添加的辅食中鸡蛋、肉类偏多，而蔬菜、水果偏少，可能导致膳食纤维摄入不足，从而引发便秘。此时，应调整饮食结构，增加绿叶蔬菜、粗粮、水果等高纤维食物的摄入。同时，辅食不宜过于精细，以保留更多的膳食纤维。需要注意的是，香蕉和蜂蜜并不适合用于缓解便秘：香蕉中的鞣酸可能抑制肠道蠕动，而蜂蜜可能受到肉毒杆菌污染，不适合1岁以内的婴儿。

增加水分摄入

6个月以上添加辅食的宝宝可以适当喝水。给宝宝少量多次补充水分，可以帮助软化大便，避免干结。此外，每日添加少量植物油（不超过10g）可以润滑肠道，有效缓解便秘。

增强排便推动力

排便需要宝宝腹部用力增加腹压。父母可以通过顺时针按摩宝宝的肚脐周围，帮助促进肠道蠕动，提供排便的推动力。同时，鼓励宝宝多爬行、多运动，增加运动量，有助于缓解便秘。

培养良好的排便习惯

规律的生活习惯和良好的排便习惯对于预防便秘非常重要。家长可以帮助宝宝建立按时排便的习惯，如每天早晨6:00~7:00，这是大肠蠕动较快的时段，有助于促进排便。

食物过敏

如果宝宝在添加某种食物后出现便秘，而在避开这种食物后便秘缓解，重新添加后又出现便秘，可能与过敏反应有关。在这种情况下，可以暂时停止给宝宝吃这种食物，过段时间再尝试。因为便秘本身不会直接导致过敏，但是便秘可能影响肠道健康，而肠道健康与免疫系统密切相关，肠道菌群失衡可以导致身体对某些食物的敏感性增加，从而引发过敏反应。因此，如果出现其他过敏症状，建议咨询专业医生寻求帮助。

益生菌和医学干预

可以考虑给宝宝服用益生菌，以调节肠道菌群。如果宝宝便秘非常严重，可以在医生指导下服用乳果糖或使用开塞露等药物。

总之，宝宝添加辅食后出现便秘可能与多种因素有关。家长应根据宝宝的具体情况，采取相应的措施，必要时寻求医生的帮助。

149. 添加辅食后还要额外补充营养素吗?

家长们在给宝宝添加辅食后，常常会考虑是否需要额外补充某些营养素，如钙、锌、铁等。市场上的各类营养补充产品繁多，广告宣传也颇具吸引力。那么，宝宝在添加辅食后是否真的需要额外补充营养素呢?

宝宝的营养需求应主要通过均衡饮食来满足。食物中的营养素种类和含量通常优于补充剂。一般来说，如果宝宝的饮食丰富多样、营养均衡，通常不需要额外补充营养素。不过，无论是否添加辅食，1岁内的宝宝每天应保证摄入400IU的维生素D。

以下是对一些家长关心的营养素的说明。

维生素D

《中国儿童维生素A、维生素D临床应用专家共识(2024版)》和《0~3岁婴幼儿喂养建议(2016)》(以下简称“《建议》”)指出:“无论采用何种喂养方式，婴儿每天仍须补充400IU(10μg)维生素D，无须补充钙剂。”维生素D主要通过日晒获得，但宝宝不宜长时间晒太阳，而食物中维生素D的含量有限，因此宝宝需要额外补充维生素D。需要注意的是，鱼肝油、维生素AD合剂的主要成分是维生素A和D，而纯维生素D制剂不含维生素A。

维生素A

选择富含维生素A的食物，如西兰花、胡萝卜等，作为辅食。1岁内常规补充的鱼肝油、维生素AD合剂通常已提供足够的维生素A，一般不需要额外补充维生素A。

钙

如果宝宝奶量充足，则无须额外补充钙剂。不应盲目补钙，因为过量摄入钙可能会抑制锌、铁、磷的吸收，并增加肾脏负担。

铁

《建议》中指出："6~8月龄婴儿应坚持母乳喂养，引入富含铁的固体食物，如铁强化米粉或富含铁和锌的红肉类食物。9~11月龄婴儿应摄入富含铁和锌的食物。"由于母亲在妊娠期通过胎盘给宝宝的铁储备通常只够消耗4~6个月，因此宝宝的早期辅食应以铁强化食物为主，如铁强化谷物（米粉）。《建议》还指出，红肉类食物可以有效补充婴儿所需的铁和锌。动物肝脏是良好的铁来源，但由于肝脏是解毒器官，可能积聚一些有毒物质，因此不建议过多食用。在无法获得铁强化谷类食物的地区，富含铁和锌的动物性食物（红肉、禽蛋、鱼类）尤为重要，可以从红肉泥开始添加。新鲜绿叶蔬菜含铁量高，且富含维生素C，有助于铁的吸收，也是补铁的良好食物来源。

锌

锌和铁通常同源，只要摄入富含锌的动物性食物，由于其吸收率高，通常无须额外补充锌。

总之，宝宝的辅食添加应注重食材的多样性和营养均衡，以满足其成长发育的需求。在大多数情况下，通过均衡饮食即可获得所需的营养素，无须额外补充。然而，维生素D是1岁内宝宝每天必须补充的营养素。对于其他营养素，应根据宝宝的具体情况和医生的建议来决定是否需要补充。

150. 辅食中需要加调味料吗？可以用食用油做辅食吗？

中国的饮食文化丰富多彩，美食家们热衷于尝试各种美味，而油、盐、酱、醋等调味料在烹饪中扮演着不可或缺的角色。家长们自然希望宝宝的辅食同样美味可口，因此，会考虑是否需要在宝宝的辅食中添加调味料。然而，对于1岁以内的婴儿来说，辅食中并不需要添加调味料。

《0~3岁婴幼儿喂养建议（2016）》中明确指出："引入的固体食物应避免添加盐、糖及其他调味料。"《中国居民膳食指南（2022）》也建议："辅食应保持原味，尽量少加糖盐，油脂适当，1岁以后可以逐渐尝试淡口味的家庭膳食。"

家长们不应以自己的口味来衡量宝宝的口味。宝宝的味蕾比成人更为敏感，食物的原味对他们来说已经足够美味，无须额外添加调味料。如果想要让辅食更加可口，可以通过添加一些天然食材来增加风味，如蘑菇、西红柿、洋葱等，而不是直接添加调味料。此外，宝宝的味觉习惯正在形成中，过早添加调味料会使辅食味道过重，可能导致宝宝养成挑食的习惯，未来可能偏好高盐、高糖、高油的不健康饮食习惯，不利于健康成长。

特别需要提到的是食盐。食盐的主要成分是氯化钠（NaCl），而《中国7~24月龄婴幼儿喂养指南（2022）》建议，1岁以内的婴儿不建议摄入含食盐的食物，以原味食物为主。对于6~12个月的婴儿，每天生理需要的350mg钠可以通过奶类和其他辅食获得，一般情况下，正常进食的宝宝能够摄入足够的钠以满足生理需求。

如果给1岁以内的宝宝额外添加食盐，可能会导致钠摄入过量，增加肾脏负担，并可能增加未来患高血压、心血管疾病的风险。

《0~3岁婴幼儿喂养建议（2016）》还指出："为避免婴儿摄入过多盐（矿物质）增加肾脏负担，一般不建议1岁以内的婴儿食物制作过程添加糖、盐，以及其他调味料。但在以碳水化合物为主的贫困地区，可适量添加油脂，以增加食物的能量来源。1岁后可适量添加盐和油。"此外，应避免选择含糖量高的糖果、糕点等作为辅食，制作辅食时也不宜额外加糖，以减少龋齿和肥胖的风险。

至于食用油，对于宝宝的辅食来说是可以加的，不过它并不是必需品。

油的主要成分是脂肪。脂肪与碳水化合物、蛋白质一样，是人体所需的三大营养素之一，也是人体能量的重要来源。《0~3岁婴幼儿喂养建议(2016)》中提到，如果食物以碳水化合物为主，可以适量添加油，以增加食物的能量来源。1岁后可以适量添加盐和油。

在宝宝的辅食中适量添加食用油，可以提供人体必需的脂肪酸，如α-亚麻酸和亚油酸。脂肪酸还有助于宝宝更好地吸收脂溶性维生素，如维生素A、维生素D、维生素E等。但这些营养成分并不是食用油独有的，肉类、蛋类、奶制品、豆制品等食物中也含有这些成分。因此，只要宝宝正常添加辅食且不挑食，通常不需要额外添加食用油。《中国居民膳食指南(2022)》指出，7~9月龄婴儿如果辅食以谷物类、蔬菜、水果等植物性食物为主，可以额外添加5~10g油脂，推荐首选富含α-亚麻酸的植物油，如亚麻籽油、核桃油等。

如果需要为宝宝添加食用油，应选择植物油而非动物油或人工油脂。植物油中的脂肪酸是不饱和脂肪酸，包括α-亚麻酸、亚油酸和DHA等对宝宝有益的成分。动物油主要含饱和脂肪酸，除了提供能量外，没有额外的健康益处，而且过多的饱和脂肪酸可能导致宝宝发胖。人工油脂含有反式脂肪，对宝宝的健康无益。

适合宝宝的植物油包括核桃油和亚麻籽油，它们营养价值高，富含亚麻酸，亚麻籽油中的亚麻酸含量甚至超过50%。核桃油口感清淡，易于宝宝接受。大豆油也是许多家庭的首选，具有良好的口感和营养价值，性价比高。选择食用油时，应根据宝宝的口味和需求来挑选，不必过分追求价格，适合宝宝的才是最好的。

食用油在辅食中的另一个作用是帮助缓解便秘，改善大便干燥。但要注意，每天添加量不要超过10g，过量添加食用油可能导致消化不良，甚至引起腹泻等不良症状。

守护宝宝的健康